AF458874

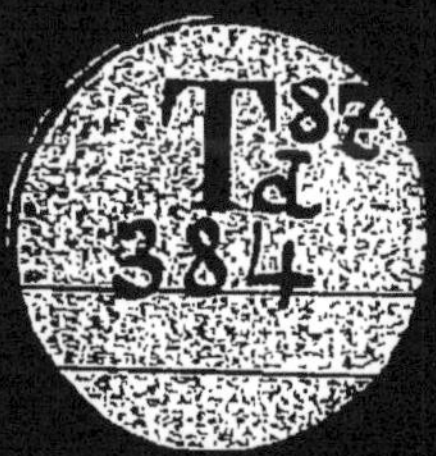
T 87
384

PUBLICATIONS DU *PROGRÈS MÉDICAL*

LEÇONS

SUR LES

TRAUMATISMES CÉRÉBRAUX

(Commotion, Contusion, Compression, etc.)

FAITES A LA FACULTÉ DE MÉDECINE

PAR

M. le Professeur DUPLAY

Recueillies par

Paul POIRIER

EX-INTERNE DES HOPITAUX
AIDE D'ANATOMIE DE LA FACULTÉ DE MÉDECINE

PARIS

AUX BUREAUX DU
PROGRÈS MÉDICAL
6, rue des Écoles, 6

A. DELAHAYE & E. LECROSNIER
ÉDITEURS
Place de l'École-de-Médecine

1883

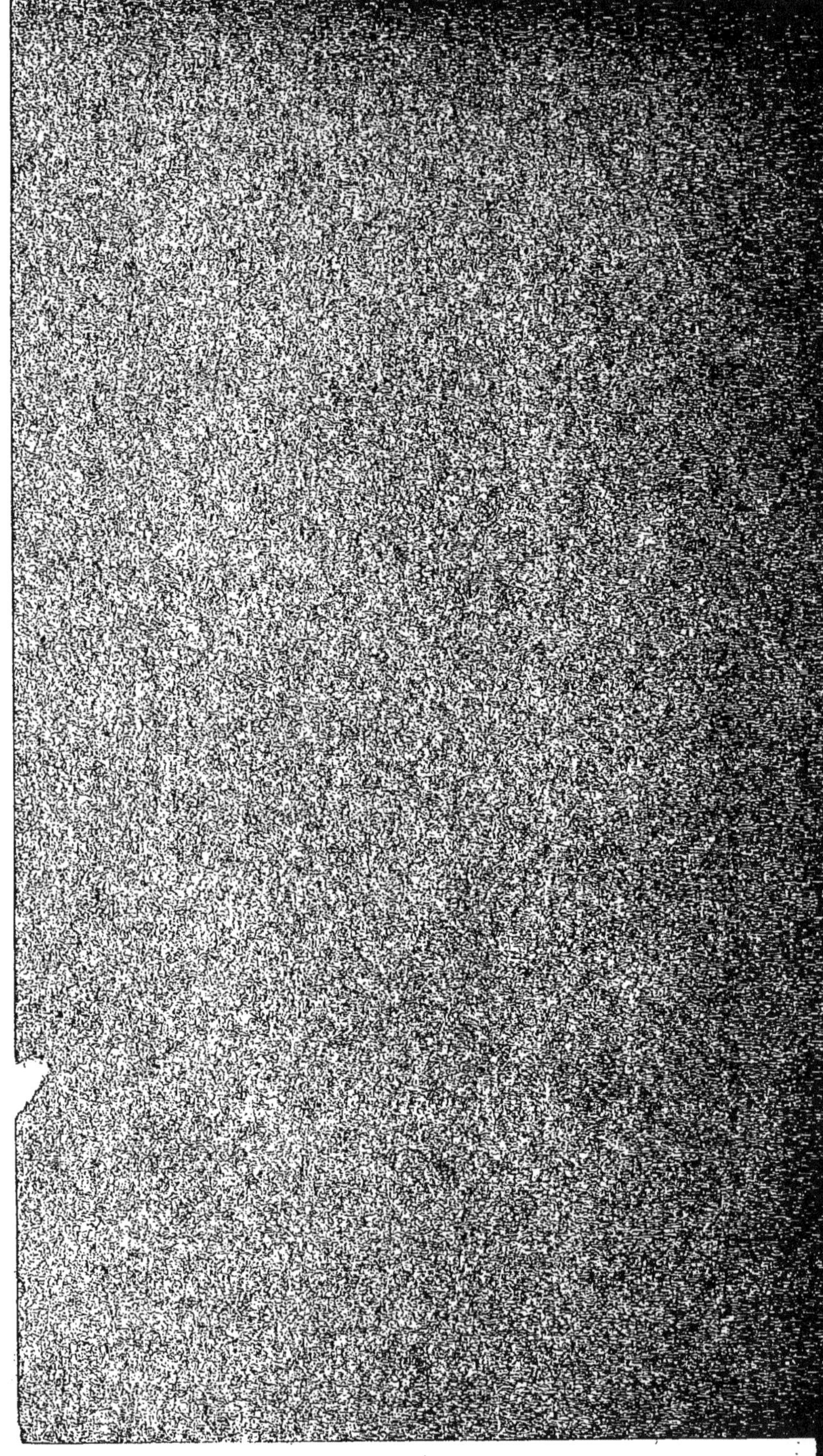

LEÇONS

SUR LES

TRAUMATISMES CÉRÉBRAUX

PARIS. — IMP. V. GOUPY ET JOURDAN, RUE DE RENNES, 71.

PUBLICATIONS DU *PROGRÈS MÉDICAL*

LEÇONS

SUR LES

TRAUMATISMES CÉRÉBRAUX

(Commotion, Contusion, Compression, etc.)

FAITES A LA FACULTÉ DE MÉDECINE

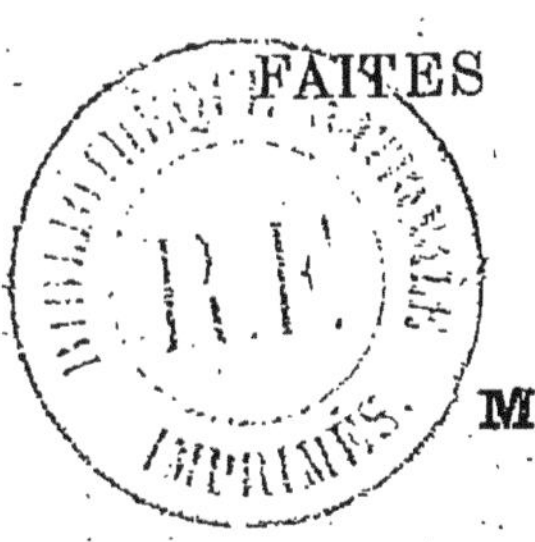

PAR

M. le Professeur DUPLAY

Recueillies par

Paul POIRIER

EX-INTERNE DES HÔPITAUX,
AIDE D'ANATOMIE DE LA FACULTÉ DE MÉDECINE.

PARIS

AUX BUREAUX DU
PROGRÈS MÉDICAL
6, rue des Écoles, 6.

A. DELAHAYE & E. LECROSNIER
ÉDITEURS
Place de l'École-de-Médecine.

1883

PREMIÈRE LEÇON

De la Commotion de l'encéphale.

SOMMAIRE.—Historique.—Physiologie pathologique.—Expériences de Duret. — Théorie du choc céphalo-rachidien.—Anatomie pathologique.—Symptomalogie.—Définition.

Messieurs,

A mesure que nous avançons dans l'étude des traumatismes cérébraux, notre tâche devient plus difficile ; me permettrez-vous d'ajouter qu'elle présente aussi un plus grand intérêt. Nous avons étudié ensemble les plaies du cuir chevelu, les lésions traumatiques de l'enveloppe osseuse sous-jacente, et nous sommes sortis de cette étude, l'esprit pleinement satisfait, ayant établi et expliqué les rapports intimes qui unissent ces lésions et leurs symptômes. Nous allons aborder aujourd'hui une étude plus délicate, celle des traumatismes qui s'exercent sur l'encéphale lui-même ; car, en dehors des plaies, qui nous sont maintenant connues, l'encéphale peut être affecté de diverses manières par le traumatisme : je veux parler de la *commotion*, de la *contusion*, et de la *compression* de l'encéphale.

Les anciens chirurgiens connaissaient fort mal les lésions traumatiques de l'encéphale, dont je dois maintenant vous entretenir. Il faut arriver jusqu'à Boirel (1677) pour assister à un premier essai de description symptomatique de la commotion, que ce chirurgien essaya de séparer des autres traumatismes de l'encéphale. Cette distinction reparut avec les travaux de Sabouraud et de

J. L. Petit, et fut définitivement acceptée par l'Académie de chirurgie. Plus tard, enfin, Boyer et surtout Dupuytren ajoutèrent à la commotion et à la compression la contusion du cerveau.

Mais, si cette division des traumatismes cérébraux, établie par des maîtres en observation, paraissait répondre effectivement à autant d'éntités cliniques, leurs symptômes n'étaient point nettement tranchés, leurs lésions n'étaient point définies, leur physiologie pathologique restait tout entière à faire, et cette partie de la pathologie chirurgicale demeurait des plus obscures.

C'est seulement dans ces derniers temps, dans ces dernières années, grâce aux progrès si remarquables de la physiologie pathologique des centres nerveux par l'observation et l'expérimentation, qu'il est devenu possible de définir anatomiquement et de caractériser par des symptômes propres les différents traumatismes de l'encéphale. Parmi les travaux modernes, il faut citer avec honneur la thèse d'un prosecteur de cette Faculté, le Dr Duret, mon élève et mon ami.

Commotion de l'encéphale. — La commotion de l'encéphale répond à un ensemble symptomatique particulier, consistant en une altération plus ou moins profonde de l'intelligence, de la sensibilité et du mouvement, succédant immédiatement au traumatisme et présentant ce caractère particulier que, si la mort ne survient pas immédiatement, tous les symptômes disparaissent graduellement.

Pendant longtemps on a admis que cet appareil symptomatique ne répondait à aucune lésion appréciable et résultait simplement de l'ébranlement de la masse encéphalique ; mais, les hypothèses d'oscillations et de vibrations transmises sont aujourd'hui à peu près abandonnées, et nous verrons, chemin faisant, que les travaux modernes tendent à expliquer d'une autre façon les phénomènes de la commotion. Peut-être alors nous sera-t-il permis de compléter cette définition purement symptomatique de la commotion.

La commotion est *directe* quand le traumatisme porte immédiatement sur le crâne ; *indirecte*, quand elle succède à une chute sur les pieds, les genoux, le bassin, la face.

Voyons d'abord le tableau clinique de la commotion. Les symptômes qu'on lui attribue sont multiples et complexes ; ils ont été divisés en trois degrés, un peu arbitrairement séparés et basés sur le plus ou moins de gravité des troubles fonctionnels.

Dans un premier degré, *commotion légère*, à la suite d'un coup, d'une chute, le blessé éprouve des éblouissements, des tintements d'oreille, un étourdissement, une hébétude passagère ; la face pâlit subitement et la respiration s'arrête un moment ; il y a une sorte de faiblesse, de défaillance générale. Puis, au bout d'un temps très court, quelques secondes, quelques minutes, un quart d'heure au plus, le blessé revient à lui, ne gardant qu'un très vague souvenir de l'accident et conservant seulement un peu de lourdenr de tête, une sensation de fatigue générale, qui se dissipe au bout d'un instant, de quelques heures.

Le deuxième degré, *commotion foudroyante*, qui succède à un traumatisme plus violent, est caractérisé par les symptômes suivants : le blessé tombe privé de sentiment et de mouvement ; il reste dans le coma et la résolution complètes ; le pouls et la respiration sont à peine perceptibles ; il y a des évacuations involontaires, et la mort arrive promptement, par une sorte d'extinction graduelle de l'action des poumons et du cœur.

Entre ces deux degrés extrêmes, il en est un intermédiaire, *commotion grave*, dont les symptômes présentent une foule de variétés suivant l'intensité du traumatisme : perte de connaissance, abolition plus ou moins complète de la sensibilité générale et des sensibilités spéciales, résolution musculaire complète, dilatation des pupilles, évacuations involontaires, pâleur de la face, refroidissement, respiration et circulation d'une petitesse et d'une lenteur extrêmes; on a vu le pouls descendre jusqu'à 20 pulsations par minute.

Au bout de quelques heures ou de plusieurs jours, ces accidents perdent de leur intensité ; on assiste à une décroissance des symptômes observés ; mais, ce retour est graduel et très lent. Généralement, les facultés intellectuelles sont plus lentes à se rétablir que les fonctions motrices et sensitives ; je vous prie de noter ce dernier point. Le blessé reste pendant quelque temps comme hébété, la mémoire surtout semble lui faire défaut.

J'ai passé très rapidement, Messieurs, sur cet exposé symptomatique de la commotion que vous trouverez bien et complètement tracé dans vos ouvrages de pathologie externe, ayant hâte d'arriver à la partie la plus intéressante et la moins connue du sujet.

Anatomie et physiologie pathologique de la commotion. — A quoi correspond cet ensemble de symptômes? Longtemps, cette question est demeurée sans réponse. Les autopsies de malades morts de commotion cérébrale, rares et incomplètes, n'ayant révélé l'existence d'aucune lésion à Littré, Sabatier, Boyer, Meunier, on admit que la commotion cérébrale consistait en un ébranlement moléculaire du cerveau, sans autre lésion appréciable que le tassement des fibres nerveuses; et Gama essaya d'étayer cette doctrine sur des expériences grossières : il coulait de l'icthyocolle dans un ballon de verre, et, percutant le ballon, il obtenait des oscillations de la masse diffluente qu'il comparait aux oscillations du cerveau dans la commotion. Comme si le cerveau, incompressible, adhérent par places, divisé en hémisphères et lobes que séparent des toiles fibreuses fortement tendues, présentait quelque analogie avec une masse d'icthyocolle !

Puis, quelques auteurs, Deville, Prescott-Hewett, apportèrent des cas dans lesquels l'autopsie, plus complète, avait révélé des lésions, hémorrhagie rachidienne dans le cas de Deville. Un peu plus tard, Fano, ayant institué des expériences qui consistaient à assommer des chiens, et ayant presque toujours rencontré des épanchements sanguins à la base du crâne, conclut que la commotion n'existe pas, et que les symptômes qu'on a coutume de lui rapporter sont dus, non à la commotion, mais à la contusion du cerveau ou à des épanchements de sang siègeant principalement à la base et comprimant le bulbe.

En somme, tous ces faits n'étaient rien moins que concluants, et le plus grand vague subsistait dans les esprits, à ce sujet. Notre ignorance de la nature de la commotion était à peu près complète. A l'époque où j'écrivis mon traité de pathologie externe, on en était là ; cependant, me basant sur l'observation clinique qui nous ramène forcément à admettre l'existence de la commotion comme affection propre de l'encéphale, je m'opposai à sa radiation du cadre de la pathologie. J'exprimai aussi l'opinion que les recherches devraient être dirigées du côté du bulbe pour y trouver la lésion matérielle de la commotion; j'émis aussi l'idée qu'un choc pouvait déterminer « une ischémie subite, plus ou moins persistante, de la totalité ou d'une partie du cerveau, de nature à rendre compte des symptômes observés. »

C'étaient là de simples déductions de la clinique. Depuis, l'expérimentation et l'observation sont venues en démontrer la réalité et le mécanisme. Dans une série d'expériences faites dans l'esprit scientifique le plus satisfaisant, M. Duret nous a permis de répondre au désidératum que j'exprimais, en nous donnant un mécanisme de la commotion que je vais vous exposer, et d'une façon plus générale en créant et en démontrant la physiologie pathologique des traumatismes cérébraux.

En recherchant les causes et le mécanisme de la commotion cérébrale produite par des injections brusques à l'intérieur du crâne, M. Duret arriva à reproduire les formes cliniques de la commotion ; considérant que le ralentissement de la respiration et du pouls, l'abolition des phénomènes intellectuels sont les symptômes les plus marquants dans l'ensemble symptomatique de la commotion, et réfléchissant que, d'après les notions physiologiques les plus récentes, le bulbe est le centre de la vie cardiaque et pulmonaire, qu'il contient les fibres qui mettent en relation les centres intellectuels avec le monde extérieur, M. Duret fut amené à chercher les lésions de ce côté.

Pour *exagérer* le choc produit sur les hémisphères cérébraux et par suite les lésions qu'il détermine, il injecta un jour, brusquement, 100 grammes de liquide par un petit trou au crâne, chez un chien vigoureux. Le chien fut tué sur le coup, et, à l'autopsie, on trouva une énorme dilatation de l'aqueduc de Sylvius et du canal central de la moelle, et un éclatement du plancher du quatrième ventricule. En examinant avec attention cette déchirure, M. Duret remarqua que, comme vous pouvez le voir sur cette figure, les parois en étaient renversées en dehors, comme si elle avait été produite par une violence agissant *de dedans en dehors, de l'intérieur du ventricule sur l'extérieur* ; et il conclut que « sous l'influence de la pression considérable subitement exercée à la surface des hémisphères cérébraux, le liquide céphalo-rachidien contenu dans les ventricules latéraux avait été chassé rapidement, à travers l'aqueduc de Sylvius dilaté et déchiré, dans le quatrième ventricule et que celui-ci, distendu outre mesure et ne présentant à cette invasion liquide qu'un orifice d'écoulement trop petit, avait éclaté. »

Pour prouver que cet éclatement était bien dû au liquide céphalo-rachidien refoulé par le traumatisme expérimental, et pour prévenir l'objection que ces lésions sont le fait du liquide injecté, M. Duret répéta la même expérience avec un liquide coloré et coagulable. « Les mêmes lésions se produisirent. »

Encore faut-il démontrer, Messieurs, que ce brusque refoulement du liquide céphalo-rachidien produit par une injection coagulable à la surface d'un hémisphère, existe réellement dans les traumatismes qui portent sur l'enveloppe osseuse. Les expériences de Brün, de Felizet, ont prouvé surabondamment que le crâne est dépressible et élastique dans une grande mesure, qu'il se produit un *cône de dépression* au point percuté, tandis qu'à l'extrémité opposée de l'axe de percussion,il se produit un *cône de soulèvement*. Dès lors, nous ne saurions plus nier le déplacement et l'excès de tension du liquide céphalo-rachidien,puisque les coups et chutes sur le crâne aplatissent en un point l'enveloppe osseuse de l'encéphale et que celui-ci est incompressible. Comme nous savons, d'ailleurs, que le liquide céphalo-rachidien prend ses sources dans les gaines si ténues qui entourent les fines artérioles de la substance nerveuse, que, de là, il se répand à la périphérie de l'encéphale dans les espaces sous-arachnoïdiens de plus en plus en plus grands (rivi, flumina, lacs), qu'il pénètre dans les ventricules par la grande fente cérébrale pour descendre vers le quatrième ventricule et le canal central de la moelle par l'aqueduc de Sylvius, il nous semblera naturel d'admettre que le premier effet d'une augmentation de tension dans ce liquide doit être de le refouler vers ses origines d'une part, et de l'autre vers ses voies naturelles de dégagement. M. Duret a caractérisé ce phénomène d'un mot heureux, le *choc céphalo-rachidien*.

Que ce choc soit de médiocre intensité, comme cela se rencontre dans un certain nombre d'observations cliniques, et les lésions se borneront à une *simple augmentation* de tension du liquide céphalo-rachidien et à une compression momentanée des vaisseaux de la substance nerveuse. Mais, supposons un choc plus violent, le brusque refoulement du liquide dans les gaines lymphatiques amènera la rupture des capillaires sanguins, et cette rupture se manifestera par du sablé sanguin et des foyers miliaires. Le lieu de ces premières lésions de la commotion est déterminé d'abord par celui du choc, on les trouve d'abord là où le choc a produit un cône de dépression, ensuite à l'extrémité opposée de l'axe de percussion, au cône de soulèvement, et en quelques autres endroits de la surface des hémisphères. De plus, comme le choc retentit sur tout le liquide céphalo-rachidien, ce liquide distend brusquement les lacs sous-arachnoïdiens qui le contiennent, et les vaisseaux qui traversent ces lacs sont rompus ; quelquefois, en effet, l'aspect des foyers hémorrhagiques reproduit fidèlement le trajet des flumina et des lacs sous-arachnoïdiens.

Quel que soit le lieu du choc, pourvu que celui-ci soit violent, *un flot de percussion* se produit dans les cavités ventriculaires par un chemin que vous connaissez maintenant : des ventricules latéraux, le liquide passe dans le ventricule moyen, s'engouffre dans l'aqueduc de Sylvius et fait irruption dans le quatrième ventricule qu'il distend et déchire ; aussi, trouve-t-on, dans ces cas, des foyers hémorrhagiques à la surface et dans l'épaisseur du bulbe.

Ne vous semble-t-il pas, Messieurs, que, si les troubles physiologiques qui sont les symptômes cliniques de la commotion se trouvent en correspondance exacte avec les lésions observées, il ne nous restera plus aucune objection à faire à cette doctrine du mécanisme de la commotion cérébrale ? Messieurs, il en est ainsi.

Il est dans la symptomatologie de la commotion de l'encéphale une première phase que nous constatons rarement en clinique et qui ne manque jamais dans les expériences ; c'est un tétanisme général de tous les muscles de la vie végétative, de la vie de relation, et notamment des muscles vasculaires. Cette contracture généralisée est évidemment une contracture réflexe, or, nous vous avons montré comment un choc sur le crâne se transmet au bulbe principalement et à tout l'encéphale, et vous avez pu voir les lésions de cet organe. Vous savez d'ailleurs qu'il est dans le bulbe une partie, les corps restiformes, dont l'irritation donne lieu à ces effets tétaniques qui ne s'observent point quand on irrite tout autre point du bulbe. Nous sommes donc autorisé à conclure que le tétanisme général est dû à l'irritation des corps restiformes.

Ce spasme, qui porte surtout sur les muscles du système vasculaire au moment du choc et pendant les minutes qui suivent, est démontré par l'élévation de la tension artérielle, élévation d'autant plus accusée que le choc a été plus violent (expériences de Duret et de Franck). De plus, Duret l'a démontré spécialement pour les vaisseaux de l'encéphale, en mesurant la tension du sang dans la jugulaire : au moment du choc, *elle baisse brusquement.* S'il faut enfin une dernière preuve de cette anémie brusque du cerveau, je vous rappellerai que les mouvements du cerveau, qui sont le résultat de l'expansion artérielle, de la dilatation des vaisseaux intra-cérébraux (Bech, Franck, Mosso, Salathé), s'arrêtent brusquement au moment du choc (Duret). Ainsi sont expliqués la perte des fonctions de l'encéphale, intellect, mouvement, sensibilité, l'arrêt brusque du pouls et de la respiration, les troubles de la calorification, etc.

Dans la deuxième phase, il y a une détente générale, une résolution complète. C'est qu'au spasme a succédé la paralysie dans tout le système vasculaire et notamment dans les vaisseaux de l'encéphale. C'est une loi de pathologie générale, que toute lésion irritative des tissus détermine, après le spasme, une paralysie. Le cours du sang, dans les capillaires dilatés, au voisinage des éléments nerveux, devient plus lent ; partant, les échanges sont moins actifs ; de là, les phénomènes comateux, l'engourdissement de l'intelligence, du mouvement et de la sensibilité que l'observation clinique nous a montrés.

Enfin, Messieurs, les troubles persistants de l'intelligence, du mouvement et de la sensibilité sont en rapport avec la destruction des parties, que l'on observe dans les choc d'une grande intensité. Je ne vous parle pas pour l'instant d'une troisième phase de réaction inflammatoire dont l'histoire vous sera faite avec celle de la méningo-encéphalite traumatique.

Je me résume, Messieurs, les troubles si divers, si variables dans leur intensité et dans leur durée, observé, chez les individus frappés de commotion cérébrale trouvent leur explication dans les lésions que déterminent les changements de pression et les déplacements brusques du liquide céphalo-rachidien ; ces lésions sont, ou une simple augmentation de tension du liquide céphalo-rachidien qui amène une anémie cérébrale momentanée, ou des ruptures des capillaires de l'encéphale et de la pie-mère (sablé sanguin, piqueté hémorrhagique), ou enfin des ruptures de la substance cérébrale. Tout traumatisme portant sur le crâne retentit plus ou moins gravement sur le bulbe, par l'intermédiaire du liquide céphalo-rachidien.

Il nous est permis, maintenant, de compléter la définition de la commotion de l'encéphale que nous vous avons donnée au commencement de cette leçon en disant : on donne le nom de commotion à un ensemble de troubles nerveux d'intensité et de durée très variables, explicables par un retentissement sur la circulation et la substance encéphaliques, des modifications de tension et des déplacements du liquide céphalo-rachidien.

DEUXIÈME LEÇON

De la contusion de l'encéphale.

Sommaire. — Anatomie pathologique. — Mécanisme des lésions. — Du contre-coup. — Définition. — Symptômes. — Localisations. — Du rôle des lésions de la dure-mère dans les traumatismes cérébraux. — Troubles vasculaires réflexes.

Messieurs,

En étudiant avec vous la commotion cérébrale, je vous ai fait remarquer que la symptomatologie de cette affection avait été établie, avec une précision que les observations et les recherches récentes ont confirmée, longtemps avant que ses lésions anatomiques et sa pathogénie fussent connues.

Il en est différemment de la contusion de l'encéphale; car, connue depuis longtemps, au point de vue anatomo-pathologique, elle l'est beaucoup moins, aujourd'hui encore, au point de vue clinique. La raison de cette imperfection vous apparaîtra dans le cours de cette étude : vous verrez, en effet, que, dans la majorité des cas, la contusion cérébrale n'est autre chose que la commotion à son degré extrême, et vous cesserez d'être surpris que l'on ait si longtemps confondu ces deux affections, et que ceux qui essayaient de les séparer aient été amenés à nier, tour à tour, l'une au bénéfice de l'autre, parce qu'ils n'avaient point saisi le mécanisme vrai de ces traumatismes cérébraux.

Définie par les altérations anatomiques qui la caractérisent, la contusion de l'encéphale est une attrition plus ou moins étendue et profonde de la substance cérébrale, produite par un traumatisme et indépendante en fait de l'introduction forcée d'un corps étranger dans la pulpe cérébrale.

C'est une complication ordinaire des fractures du crâne; mais, elle peut aussi se rencontrer sans solution de continuité des os, et c'est dans ces derniers cas que son mécanisme est surtout intéressant à étudier.

Si vous êtes amené quelque jour à faire l'autopsie d'un malade mort de fracture du crâne, j'entends d'une de ces fractures qui sont suivies de mort au bout de peu d'instants, vous trouverez vraisemblablement des lésions d'attrition de la substance cérébrale dans la partie de l'encéphale correspondant au point où le crâne a été frappé; c'est la contusion que l'on nomme *directe*, en raison même de son siège. Poursuivant vos recherches, vous rencontrerez souvent d'autres lésions, de nature identique, en différents points de l'encéphale et particulièrement dans cette partie de l'encéphale diamétralement opposée au point percuté; et vous donnerez, avec raison, à ces dernières lésions, le nom de *contusion indirecte*. Mais, combien vous serez embarrassé pour en donner le mécanisme, pour peu que l'on ne veuille pas se contenter de l'expression de *contre-coup*, qui ne signifie rien, bien qu'elle ait été longtemps et beaucoup employée, et toujours d'une manière si obscure.

C'est dans cette question du mécanisme que réside le point délicat et difficile de l'étude de la contusion cérébrale. La contusion directe, qui complique une fracture comminutive avec enfoncement du crâne, s'explique par la pression brusque et violente des fragments sur la surface du cerveau, comme dans le cas de plaies contuses de cet organe. Mais, que dire de ces lésions de contusions que l'on trouve disséminées sur différents points de l'encéphale? La plupart des auteurs avouent leur ignorance à ce sujet, d'autres ont recours à des théories mécaniques, dont je vous ai déjà dit ce qu'il fallait penser.

Messieurs, je crois être en mesure de vous donner, à cet égard, des explications satisfaisantes. Conformément à notre habitude, nous décrirons d'abord les lésions, et nous rechercherons leur nature ; il nous sera plus aisé ensuite d'en trouver le mécanisme.

La contusion cérébrale, qu'elle soit directe ou indirecte, présente des lésions variables, suivant l'intensité du choc qui l'a produite.

A son degré le plus simple (1er degré), la contusion est caractérisée par l'existence, à la surface des circonvolutions, d'un grand nombre de petits points rouges répondant à autant de petits vaisseaux dilatés, et constituant souvent, par leur réunion, une tache, plus ou moins étendue, d'une coloration rosée ou rouge. C'est le sablé, le piqueté hémorrhagique. A la coupe, les vaisseaux des parties contusionnées sont flexueux, variqueux. La pie-mère présente, dans la partie correspondant à cette hyperémie localisée, une coloration plus intense, parfois même quelques ecchymoses miliaires.

Lorsque la contusion a été plus violente (2e degré), les vaisseaux hyperémiques se rompent, et l'on aperçoit, disséminés au sein de la substance nerveuse et plus particulièrement dans la substance corticale, de petits caillots sanguins, gros comme des têtes d'épingle ou des grains de millet. Ces petits épanchements, généralement confluents, donnent lieu à des plaques rouges ou brunes, de forme et d'étendue variables, mais ne dépassant pas, en général, quelques centimètres de superficie. Ces plaques, d'une coloration uniforme quand les épanchements qui les forment sont très confluents, ne sont pas uniques ; on peut en voir un certain nombre, voisines les unes des autres, et séparées par des portions de cerveau en apparence saines ou tachetées d'un piqueté sanguin. Ici, au microscope, les vaisseaux sont rompus, et on constate que l'ouverture de section est souvent oblitérée par un petit caillot rouge, derrière lequel le vaisseau présente une dilatation ampullaire assez prononcée. Entre les parois et la gaîne lymphatique, il y a du sang épanché. La pie-mère, à ce degré, présente des lésions plus marquées ; ce sont des ecchymoses plus ou moins étendues, rappelant quelquefois la teinte du carmin, mais, ayant plus souvent une coloration brune plus ou moins foncée. Au-dessous d'elle, il y a du sang dans les espaces qui séparent les circonvolutions (*rivi*).

A un degré plus intense encore (3e degré), la contusion consiste en un broiement d'une portion plus ou moins considérable de l'encéphale, réduite en une bouillie d'un rouge brun, lie de vin, mélange informe de matière cérébrale, de vaisseaux déchirés et de sang épanché. La forme et l'étendue de ces foyers de contusion varient d'une érosion superficielle au broiement de tout un lobe ou d'un hémisphère entier. Les parois de ces foyers sont irrégulières, déchiquetées, pénicillées et criblées de petits épanchements miliaires. Un filet d'eau enlève une partie du contenu des foyers, des parois desquels s'élève, sur l'eau, un chevelu composé de filaments plus ou moins longs. La paroi, à quelque distance, est ramollie et colorée en jaune. Au niveau du ou des foyers, la pie-mère, déchirée, est infiltrée de sang ; au-dessous, du sang est épanché, entre les circonvolutions, sous les *flumina* et les *lacs* sous-arachnoïdiens. La dure-mère est habituellement décollée du crâne, parfois déchirée.

Le *lieu de ces lésions* est important à spécifier, à la surface de l'encéphale et dans son épaisseur.

La contusion affecte de préférence certaines parties de l'encéphale, telles que : les lobes antérieurs, les cornes sphénoïdales, les parties latérales des lobes qui répondent à la région temporo-pariétale. Ses lésions siègent le plus souvent à la partie la plus convexe des circonvolutions. Elles sont superficielles en général ; le piqueté et les taches vont en s'atténuant à mesure que l'on pénètre dans l'épaisseur du cerveau ; cependant, on les retrouve quelquefois dans l'épaisseur de la substance blanche, et nous possédons un certain nombre de faits où la lésion occupait les parties profondes, le corps strié, le corps calleux, le centre ovale, etc.

Dans quelques cas, on a vu le mésocéphale et le bulbe affectés de contusion. Les lésions de ces organes ne présentent pas tout à fait le même aspect que dans les lobes. Ainsi, la contusion se montre plutôt sous forme de petits caillots miliaires ou de petits foyers pisiformes, disséminés dans la profondeur même de l'organe ; en sorte qu'un examen superficiel pourrait faire croire à l'absence de lésion. Dans un cas de Waters, la contusion du bulbe s'est présentée sous forme de déchirures multiples, dont l'une pénétrait jusque près du sillon médian du quatrième ventricule. Mais, règle générale, les lésions sont superficielles, et d'autant moins prononcées qu'on s'éloigne davantage de la couche corticale.

Telle est, Messieurs, l'anatomie pathologique de la contusion cérébrale. Voyons quelle théorie pathogénique peut en être donnée. Je tiens à vous faire remarquer, dès l'abord et pour que l'on ne m'accuse pas d'avoir décrit les faits en les arrangeant en vue d'une théorie, que cette description de l'anatomie pathologique de la contusion est identiquement celle que j'en donnais, il y a dix ans, dans mon *Traité de pathologie interne*. Pas un mot n'y a été changé ni ajouté.

Maintenant, si vous avez compris et retenu la théorie du *choc céphalo-rachidien*, imaginée et démontrée, il me semble, par M. Duret, les lésions de la contusion, leur nature, leur siège, sont des plus facile à expliquer.

Je ne vous referai pas ici cette théorie, sur laquelle je

me suis fort appesanti dans ma dernière leçon sur la commotion (1). Après avoir étudié les différents degrés des lésions produites par les traumatismes de l'encéphale, et après avoir démontré qu'ils étaient le fait de l'action du liquide céphalo-rachidien brusquement refoulé, nous étions arrivé à conclure ainsi :

« Que ce choc soit de médiocre intensité, comme cela se rencontre dans un certain nombre d'observations cliniques, et les lésions se borneront à une simple augmentation de tension du liquide céphalo-rachidien et à une compression momentanée des vaisseaux de la substance nerveuse. Mais, supposons un choc plus violent : le brusque refoulement du liquide dans les gaînes lymphatiques amènera la rupture des capillaires sanguins, et cette rupture se manifestera par du sablé sanguin et des foyers miliaires. Le lieu de ces premières lésions est déterminé, d'abord, par celui du choc ; on les trouve là où le choc a produit un cône de dépression, *ensuite à l'extrémité* opposée de l'axe de percussion, au cône de soulèvement, *et en quelques autres endroits de la surface des hémisphères*. De plus, comme le choc retentit sur tout le liquide céphalo-rachidien, ce liquide distend brusquement les lacs sous-arachnoïdiens qui le continuent, et les vaisseaux qui traversent les lacs sont rompus. Quel que soit le lieu du choc, pourvu que celui-ci soit violent, un *flot de percussion* se produit dans les cavités ventriculaires : des ventricules latéraux, le liquide passe dans le ventricule moyen, s'engouffre dans l'aqueduc de Sylvius et fait irruption dans le quatrième ventricule, *qu'il distend et déchire ;* aussi, trouve-t-on, dans ces cas, des foyers hémorrhagiques à la surface et dans l'intérieur du bulbe. »

Cette description ressemble étrangement à celle que nous avons donnée de l'anatomie pathologique de la contusion ; tout y est, et les lésions au point percuté, et

(1) Voir le *Progrès Médical* du 17 décembre 1881.

les lésions indirectes disséminées, çà et là, à la périphérie des hémisphères, et les lésions bulbaires d'un caractère si probant, etc. Nous sommes donc en droit de conclure que les lésions de la contusion sont produites par le retentissement, sur la circulation et la substance encéphaliques, des modifications de tension et des déplacements du liquide céphalo-rachidien brusquement refoulé. De telle sorte qu'il n'existe, entre la commotion et la contusion de l'encéphale, que la différence de moins à plus dans la violence du choc, lequel, dans le premier cas, détermine seulement une modification de calibre dans les vaisseaux ; et qui les rompt dans le second. Entre les deux, se trouvent les états intermédiaires décrits, sous le nom de *commotion* ou *contusion diffuse généralisée*. Je vous proposerai de dire que la contusion commence quand, par la violence d'un choc, une rupture vasculaire s'est produite, tandis que nous appliquerons le nom de commotion à ces cas dans lesquels les vaisseaux sont simplement resserrés, puis dilatés, sans être rompus.

Vous comprenez, sans peine, que ces deux états, commotion et contusion, si longtemps confondus, coexistent forcément dans la majorité des cas, dits de contusion, puisque la contusion n'est que l'exagération des effets de commotion. L'étude de la symptomatologie de la contusion vous confirmera dans cette idée.

Existe-t-il des signes immédiats propres à la contusion ? Dupuytren, qui, le premier, traça l'histoire clinique de la contusion, et Sanson, professaient que la contusion du cerveau ne donnait lieu à aucuns signes immédiats, et que c'était seulement par le développement de l'encéphalite traumatique que l'on pouvait soupçonner l'attrition cérébrale. Plus tard, Sanson revint sur sa première opinion, et assigna à la contusion un certain nombre de signes qui devaient servir à la faire reconnaître, dès le début ; Nélaton, les auteurs du *Compendium* et

Bauchet, dans sa thèse de concours, se rangèrent à cet avis. Suivant ces auteurs, la contusion se révélait immédiatement par une agitation continuelle, une perte de connaissance plus ou moins complète, une respiration lente, profonde, mais non stertoreuse, une contracture des membres plus ou moins forte ; et, dans des cas plus légers, par la contracture d'une pupille, le mouvement spasmodique des lèvres ou de quelques muscles de la face.

Hélas, Messieurs, il faut en rabattre ; la plupart de ces signes appartiennent à la commotion, nous les avons décrits, et, avec elle, nous en avons fait la physiologie pathologique, et, comme tels, ils se reproduisent avec plus ou moins d'intensité dans les cas de contusion, puisque, toujours, la contusion est compliquée de commotion. Cependant, j'en excepterai tout à l'heure quelques uns d'entre eux.

Il faut le dire, à part ces cas de contusion très violente, dans lesquels la mort survient au bout de quelques instants, et à l'autopsie desquels vous trouverez presque toujours des lésions bulbaires, on ne diagnostique pas immédiatement la contusion. Les premiers symptômes observés sont toujours ceux d'une commotion grave, et, dans les heures qui suivent un traumatisme, ils masquent ceux que la contusion peut avoir en propre dans certains cas de localisation des lésions. C'est seulement du troisième au cinquième ou sixième jour, quand les phénomènes de réaction apparaissent, quand la fièvre s'allume et que les signes de la méningo-encéphalite éclatent, que vous pourrez affirmer l'existence de la contusion.

Ceci me ramène à vous dire quelle est la marche ordinaire de ces taches et de ces foyers de contusion, que nous avons décrits à l'anatomie pathologique. Les taches et les petits foyers de la contusion, au premier et au second degré, peuvent disparaître, tantôt par la résorption, qui intervient comme pour les foyers d'hémorrhagie cérébrale, tantôt par la transformation des foyers en kystes, et, dans les deux cas, l'issue est heureuse. Mais, la terminaison la plus fréquente est l'inflammation de la partie contuse, d'où résultent une encéphalite plus ou moins circonscrite, avec transformation du foyer de contusion en abcès, et une méningite plus ou moins généralisée.

A côté de cette formule diagnostique générale et un peu décevante que la contusion ne peut être reconnue dès son début et qu'on doit attendre, pour l'affirmer, l'arrivée des accidents inflammatoires, il faut citer quelques cas dans lesquels la contusion peut être diagnostiquée dans les premières heures, grâce au siège qu'elle occupe.

Les travaux tout récents, de Fritsh, Hitzig, Ferrier, Hughlings-Jackson, Charcot et ses élèves ont prouvé que l'écorce cérébrale pouvait être divisée en un certain nombre de départements, de fonctions différentes, et que les excitations ou les lésions de ces points donnaient lieu à des symptômes toujours les mêmes pour un point donné; les fonctions et par conséquent les lésions du bulbe et de quelques-uns des ganglions centraux ont ainsi été déterminées ; des centres intellectuels et des centres moteurs ont été reconnus. Eh bien, Messieurs, il arrive que, lorsque la contusion atteint un de ces points, elle se révèle par des symptômes qui permettent d'affirmer que tel point de l'encéphale est contusionné; il est même permis d'affirmer quelquefois si le traumatisme, léger, s'est borné à exciter le point frappé, ou, si, plus grave, il l'a complètement détruit. A la vérité, les accidents du début sont toujours des accidents généraux de commotion, car les centres nerveux forment, comme on l'a dit, *une fédération d'organes* unis par la plus étroite solidarité, et quand l'une des parties est atteinte, le traumatisme retentit sur toutes ; mais, bientôt, les troubles généraux s'apaisent et le centre vulnéré manifeste, par l'altération de sa fonction, la localisation du traumatisme.

Le nombre de ces cas exceptionnels tend sans cesse à grandir : nul doute que, dans quelques années, grâce aux progrès qu'impriment à cette doctrine des localisations l'observation pathologique et l'expérimentation, on ne puisse faire le diagnostic certain et précis de la contusion de l'encéphale dès son début et dans la majorité des cas.

Examinons les résultats désormais acquis dans cette voie. Lorsque la lésion est légère (piqueté sanguin ou épanchement miliaire), la fonction du centre atteint est exaltée ; si la lésion est plus grave, destructive de la partie, elle l'est également de la fonction afférente.

Dans les lésions des *régions intellectuelles*, *lobes frontaux*, les symptômes de commotion, dont le plus frappant est l'anéantissement complet de l'individualité, prédominent et ne se dissipent guère que pour faire place aux symptômes de méningo-encéphalite.

La région des *centres moteurs*, mieux connue, est plus fertile en renseignements. Une aphasie persistante, après que se sont dissipés les premiers troubles de la commotion, vous permettra de localiser la lésion dans la partie postérieure de la troisième circonvolution frontale gauche. Suivant les caractères d'une hémiplégie, suivant qu'elle sera ou non compliquée d'hémianesthésie, vous pourrez encore localiser la lésion dans la région motrice ou en un point du trajet des faisceaux qui en partent. Quelquefois, et quelle satisfaction vous retirerez alors de vos études ! la paralysie localisée à un membre, ou à un groupe de muscles, vous fera pour ainsi toucher du doigt le point lésé. C'est dans un chapitre général sur les localisations cérébrales, au point de vue du diagnostic des affections chirurgicales, que je vous indiquerai les régions limitées dont les lésions se révèlent par des troubles localisés.

Vous voyez, Messieurs, que, limitée seulement aux troubles provenant de la lésion encéphalique, l'expression symptomatique de la contusion est difficile à déterminer. Un nouvel élément vient s'y ajouter et complique encore le diagnostic.

Marshall-Hall, Dalton, Carville et Duret ont prouvé que les irritations des nerfs de la dure-mère peuvent produire des hyperesthésies, de la douleur, des troubles réflexes, moteurs et vasculaires. Duret et Bochefontaine ont observé, sur des animaux, que l'irritation de la partie antérieure de la dure-mère produit des mouvements réflexes dans les paupières et les muscles de la face.

Que l'excitation de la partie moyenne produit des mouvements dans les muscles de l'oreille et les muscles cutanés du crâne ; — Que l'excitation de la partie postérieure produit des mouvements dans les muscles de la région sous-hyoïdienne et postérieure du cou.

Il est donc intéressant de considérer les rapports des lésions de la dure-mère et des lésions de l'écorce cérébrale, au point de vue de leurs manifestations symptomatiques.

On voit fréquemment, dans les jours qui suivent un traumatisme cérébral, quelquefois dès le lendemain, apparaître *des contractures* ; ces contractures siégent tantôt du même côté que la lésion, tantôt du côté opposé ; elles sont diffuses et n'ont jamais la localisation des contractures qui apparaissent dans les lésions corticales des hémisphères cérébraux. Il paraît résulter des expériences de Duret (résection d'une portion étendue de la dure-mère, excitation de l'écorce sous-jacente, les contractures généralisées ne surviennent plus) que ces contractures sont bien dues à l'excitation des nerfs de la dure-mère. Avant lui, Marshall-Hall avait l'opinion que les nerfs de la dure-mère pouvaient être les agents des contractures, mais sans apporter aucun fait à l'appui. Or, nous possédons quelques observations cliniques qui ne permettent plus de doute à cet égard.

Je vous ai dit que les irritations des nerfs de la dure-mère produisaient des troubles vasculaires réflexes ; ces troubles sont des spasmes ou des paralysies congestives des vaisseaux des hémisphères cérébraux et des globes oculaires. Vous noterez cette congestion oculaire pour en tirer profit au moment du diagnostic et vous vous demanderez si, étant donnée l'influence réelle des irritations des nerfs de la dure-mère sur les troubles vasculaires de l'encéphale, il n'est point légitime de lui faire jouer un rôle dans la production des accidents secondaires des traumatismes cérébraux, les congestions et les inflammations des méninges.

Tel est, Messieurs, l'état actuel de nos connaissances sur la symptomatologie de la contusion de l'encéphale ; nous pouvons le résumer en quelques mots : dans quelques cas, on peut soupçonner la contusion chez un individu qui, en même temps que les symptômes de la commotion, présente des convulsions, des contractures, soit des membres ou de la face, ou des paralysies d'un côté du corps ou de certains groupes musculaires ; mais, dans la majorité des cas, et pour quelque temps encore, il faut attendre le début des accidents inflammatoires pour affirmer l'existence de la contusion. Si le présent est encore plein d'indécision, l'avenir nous apparaît plus consolant si l'on en juge par les progrès accomplis dans ces derniers temps.

Faut-il vous dire que le pronostic de la contusion cérébrale est grave? Cependant, les cas légers peuvent guérir, nous avons vu par quel processus réparateur.

TROISIÈME LEÇON

De la compression de l'encéphale.

SOMMAIRE. — Définition. — Etiologie. — Anatomie et physiologie pathologiques : expériences de Duret, Pagenstecher.—Symptomatologie : troubles cérébraux, troubles bulbo-médullaires.—Trois degrés : pouls, respiration, température. — Compressions localisées. — Lésions concomitantes de la dure-mère et des centres nerveux.

Messieurs,

Il était d'habitude autrefois d'étudier la compression cérébrale avec les épanchements sanguins intra-crâniens ; en 1866, quand j'arrivai à ce chapitre de mon Traité de pathologie externe, je crus devoir séparer, en raison de certaines particularités de symptomatologie, la compression par épanchements sanguins de la compression en général, dont je traçai le tableau. Cette manière de faire ayant été depuis lors adoptée par les auteurs, ratifiée par l'observation et l'expérimentation, je ne vois que de bonnes raisons pour la continuer.

La compression cérébrale, admise et comprise par les anciens auteurs, presque niée depuis par des chirurgiens comme Desault, Gama et Malgaigne, doit être définie : *Un ensemble d'altérations fonctionnelles résultant des troubles produits dans la pression intérieure et la circulation des centres encéphaliques par le fait d'une pression extérieure.*

Etiologie. — Les causes de la compression cérébrale sont multiples : les unes agissent immédiatement, esquilles osseuses, corps étrangers enfoncés dans le crâne, épanchements rapides; d'autres produisent la compression moins rapidement, après un certain temps, telles les tumeurs, les épanchements sanguins ou purulents s'effectuant avec une certaine lenteur. Vous verrez bientôt que de notables différences dans les symptômes séparent ces deux manières d'être de la compression, la *brusque* et la *lente.*

Anatomie et physiologie pathologiques. — Démontrée anatomiquement par de nombreux faits dans lesquels on avait trouvé une portion plus ou moins étendue du cerveau, quelquefois un lobe tout entier, aplati, déprimé par un des agents indiqués plus haut, *sans altération de la pulpe cérébrale sous-jacente*, la compression est demeurée jusqu'à nos jours fort mal connue, presque ignorée, au point de vue des troubles fonctionnels qu'elle produit et des signes qui permettent de la reconnaître. Son histoire présente deux phases bien différentes : les anciens voyaient de la compression un peu partout et se livraient à un usage abusif du trépan ; les chirurgiens modernes, par une réaction sans doute trop violente, en arrivèrent à l'annihiler à peu près complètement en rattachant à d'autres altérations pathologiques, notamment à l'inflammation des méninges, les symptômes que l'on donnait autrefois comme caractéristiques de la compression. Une troisième phase a commencé de nos jours, phase véritablement scientifique, procédant par l'observation et l'expérimentation, étudiant la compression dans son siège, son étendue, dans ses allures si variables, suivant l'agent compresseur, le point comprimé, la rapidité de l'action, l'état concomitant des méninges, etc., etc. Déjà quelque lumière a été introduite dans ce sujet si complexe, la physiologie pathologique de la compression a été entrevue, j'allais dire démontrée, et je puis ajouter à vos connaissances les résultats certains des travaux contemporains.

Les expériences de Pagenstecher et de Duret, nombreuses, variées, et instituées de façon à reproduire aussi exactement que possible les conditions d'un traumatisme vrai, ont permis aux chirurgiens de connaître les conditions physiques dans lesquelles un excès de pression peut troubler le fonctionnement des centres nerveux et le mécanisme de ce trouble.

Le premier effet de la compression est de produire une *élévation de la tension générale du liquide céphalo-rachidien*. Cette élévation de tension ne peut agir sur la masse nerveuse elle-même, qui est peu compressible, mais elle exerce une pression sur les parois vasculaires, d'où une *anémie* plus ou moins prononcée de l'encéphale.

Si la compression exercée en un point quelconque est assez forte, elle peut arriver à produire l'anémie générale des centres nerveux, en y suspendant le cours du sang. Ce premier résultat de la compression ne nous paraît point niable, les expériences l'ont suffisamment démontré : en effet, si, à l'exemple de Duret, on injecte de la cire à la surface des hémisphères cérébraux d'un animal, on constate qu'aussitôt la quantité de sang qui s'écoule par la jugulaire diminue notablement, et l'hémodynamomètre appliqué dans le bout périphérique de cette même veine accuse, par sa descente rapide, une diminution considérable de la pression dans le sang qui revient de la tête pendant l'injection ; enfin, si au même moment on prend la courbe de tension dans le système artériel, on voit une ascension remarquable et un ralentissement excessif du pouls.

En même temps, des troubles fonctionnels se produisent et augmentent proportionnellement au degré de pression ; lorsque celle-ci dépasse la tension artérielle, la mort survient, comme l'a montré Leyden. Avant cette terminaison, on peut constater des accidents symptomatiques qui se développent successivement à mesure que la pression s'élève. Ils apparaissent en général dans l'ordre suivant : d'abord engourdissement général avec ralentissement du pouls et de la respiration, puis sommeil, mais sommeil silencieux, dès ce moment la sensibilité est obtuse ; — à un degré plus fort, perte complète de la connaissance, sommeil plus profond, coma, respiration entrecoupée, quelquefois hoquet, diminution graduelle de la sensibilité réflexe ; — et si la compression devient extrême, stertor, perte absolue de la sensibilité, arrêt de la respiration.

Pagenstecher et Duret, faisant des injections de cire ou de sang à la surface du cerveau, tantôt entre la dure-mère et les os, tantôt dans le sac arachnoïdien, ont cherché à déterminer le degré de diminution de la cavité crânienne nécessaire pour faire apparaître des phénomènes de compression. Expérimentant sur des chiens, ils sont arrivés à des résultats sensiblement égaux qui peuvent être consignés dans la formule suivante : on peut diminuer la capacité du crâne chez le chien de 0,029 cent. cub. sans produire de phénomènes cérébraux, au delà ils apparaissent.

On peut, en comparant la capacité du crâne chez l'homme et le chien, étant connu d'ailleurs le volume de cire nécessaire pour produire des phénomènes de compression chez ce dernier, déduire la diminution de capacité probablement nécessaire pour déterminer des phénomènes de compression chez l'homme : *elle serait de* 37,7 à 40,6 cent. cub. Quelques faits pathologiques dans lesquels le sang épanché fut exactement mesuré semblent fournir un appui à ces déductions expérimentales.

Relevons encore les deux particularités suivantes : 1° une quantité moindre d'injection peut produire des symptômes de compression, si l'injection est faite brusquement ; 2° si l'on vient à enlever le corps comprimant par une ouverture de trépan, par exemple, les phénomènes de compression peuvent disparaître complètement.

Symptomatologie. — Les phénomènes morbides que détermine la compression de l'encéphale varient fatalement selon le siège, l'étendue et la nature du corps comprimant, et aussi selon la rapidité de la compression, l'état du crâne, du cerveau et de ses enveloppes. Les principaux d'entre eux nous sont déjà connus.

Les symptômes qui indiquent une compression intracrânienne peuvent être rangés en deux groupes : *A. Troubles cérébraux.—B. Troubles bulbo-médullaires.*

A. Les *troubles cérébraux,* d'autant plus intenses que la pression est plus élevée, présentent plusieurs degrés. A un *premier degré* correspondant à une *compression faible,* on observe une dépression des facultés intellectuelles, de la faiblesse musculaire, une perception moins nette des phénomènes sensoriels et sensitifs.

Le *deuxième degré* est marqué par de la somnolence, de la résolution musculaire, une obtusion de la sensibilité. — Au *troisième degré,* le cerveau ne fonctionne plus; plus d'intelligence, plus d'actes volontaires, plus de sensibilité ; c'est le *coma.* A ce degré, les fonctions du bulbe et de la moelle persistent seules.

B. Mais, avec les progrès de la compression, la sensibilité réflexe elle-même, ne tarde pas à s'affaiblir et à disparaître *de la périphérie vers le centre.* Vous connaissez, Messieurs, le *réflexe cornéen,* interrogez-le dans les cas où vous soupçonnez la compression, il vous répondra s'il y a lieu et même il vous permettra d'apprécier assez exactement, par son degré de sensibilité, le degré de la compression ; il persiste un des derniers, et, quand il vient à disparaître, vous pouvez être à peu près certain que le bulbe est atteint par la compression.

Pouls.—Lors de la compression, le pouls se ralentit et sa diminution de fréquence est en rapport avec le degré de pression; cependant, quand la pression intra-crânienne a dépassé notablement la tension artérielle, on voit dans les expériences le pouls devenir petit et incalculable. J'ai souvent constaté la première phase de lenteur quelquefois extrême du pouls, mais je n'ai pu encore vérifier l'existence du temps d'accélération. J'attire votre attention sur ce point.

Je n'ignore pas que, dans le tableau des symptômes que je suis en train de vous tracer, quelques points laissent à désirer ou tout au moins demandent à être confirmés par de nombreuses observations. J'ai conscience de pécher par un excès de clarté, car les choses ne se passent point au lit du malade comme dans une expérience. Mais bien des traits généraux déjà mis en lumière par l'observation ayant été vérifiés par les expériences, je ne vois pas pourquoi nous ne prendrions pas l'expérimentation comme guide pour quelques autres. Dans un sujet si complexe, si difficile, vous trouverez qu'il est permis de demander des renseignements à la physiologie des centres nerveux, en se réservant toutefois de contrôler ses résultats.

Modifications de la respiration.—Elles ressemblent à celles du pouls : à la phase de lenteur du pouls correspond une phase de lenteur respiratoire. Mais, tandis que le pouls devient petit et accéléré avec le progrès de la compression, la respiration diminue de plus et finalement s'arrête. Duret donne comme un signe précieux de gêne de la respiratoire bulbaire (chez le chien) un type particulier de respiration caractérisé par une lenteur extrême des mouvements respiratoires, par une inspiration lente et profonde précédée d'un groupe de trois ou quatre inspirations avortées et suivie par une expiration rapide.

Température. — Elle baisse régulièrement et sans rémission à mesure que la pression s'élève, jusqu'au moment de la mort; dans le cas où le patient survit aux effets immédiats de la compression, la température se relève quand survient la réaction inflammatoire.

Les phénomènes que nous venons de décrire se rapportent surtout à un excès de pression générale; il nous faut maintenant étudier les symptômes spéciaux qui caractérisent les *pressions localisées* à un point quelconque des centres nerveux.

Par des pressions extemporanées faites sur la surface des hémisphères par un trou pratiqué au crâne, on obtient des résultats divers suivant les points comprimés. Ces effets localisés se produisent sur le vivant, quand un corps étranger quelconque (esquille par exemple), introduit en un point de la substance cérébrale, limite à ce point la compression. Ils sont naturellement plus généralisés dans les cas où un épanchement étale plus largement la compression. Je vous rappelle encore que, toujours, les symptômes sont plus accusés lorsque la compression est brusque que lorsqu'elle est lente et graduelle.

La *compression suffisante de la partie antérieure d'un hémisphère* paralyse le côté opposé du corps; si cette compression porte sur la moitié postérieure de l'hémisphère, elle peut produire l'hémianesthésie ou même l'anesthésie complète. On est arrivé dans certaines expériences à dissocier davantage les symptômes de la compression, je veux dire à paralyser un groupe de muscles en faisant porter la compression sur ces points, que je vous ai signalés sous le nom de foyers moteurs.

Dans les *compressions intra-ventriculaires* les phénomènes bulbaires (tétanisme, pouls, respiration, température) prédominent. Remarquons encore que, lorsque la compression est légère, elle paraît agir plutôt comme agent irritant et détermine une exaltation de la fonction.

Il faut bien prendre garde, Messieurs, que ce que nous dissocions pour la clarté de l'exposition, le traumatisme le complique presque toujours en ajoutant aux symptômes dus à la lésion locale d'autres symptômes dus au retentissement du choc par des voies que vous connaissez dans d'autres régions de l'encéphale. Une nouvelle cause d'obscurité vient encore du fait des lésions concomitantes de la dure-mère; nous en avons parlé dans une précédente leçon.

QUATRIÈME LEÇON

Compression par épanchements sanguins dans le crâne.

Sommaire. — Sources de l'épanchement : blessures de l'artère méningée moyenne.— Mode ordinaire du traumatisme vasculaire.— Siège de l'épanchement. — Tous les épanchements sont primitifs. — Anatomie pathologique : siège, quantité de l'épanchement. — Marche, terminaisons.—Lésions cérébrales.—Symptômes : aucun n'est pathognomonique. — Les symptômes consécutifs de J. L. Petit sont le fait de la méningo-encéphalite. — Symptômes spéciaux à chaque variété.

Messieurs,

Les épanchements sanguins compliquent assez fréquemment les fractures du crâne, les contusions et les plaies de l'encéphale. Ils peuvent déterminer des symptômes de compression ; le fait n'est plus à démontrer, contrairement à l'opinion de Malgaigne, les observations et les expériences ne permettent aucun doute à cet égard. Ils peuvent exister seuls et ne s'accompagner que de lésions très peu graves de l'encéphale ; par suite ils sont souvent justiciables d'un traitement chirurgical, seul capable de sauver la vie du blessé. Il importe donc d'étudier avec la plus grande attention leurs symptômes. Malheureusement cette étude est fort délicate et complexe, pour des raisons qu'il n'est plus nécessaire de vous expliquer, et quelque soin qu'on y apporte, l'esprit n'en revient point complètement satisfait.

Les sources de l'hémorrhagie dans les fractures du crâne sont nombreuses : le sang peut provenir des vaisseaux du diploé, de ceux de la dure-mère, ou des sinus, ou des gros troncs vasculaires qui pénètrent dans le crâne, ou de la blessure de l'artère méningée moyenne.

Sur 55 cas d'épanchements sanguins intra-crâniens réunis dans la thèse du Dr Marchant, prosecteur distingué de cette Faculté, nous trouvons que l'hémorrhagie était due : 16 fois à la rupture d'un sinus ; 30 fois à la rupture de l'artère méningée moyenne; 1 fois aux vaisseaux du diploé; 8 fois à des lésions de la dure-mère. *Vous voyez que le plus souvent l'épanchement prend sa source dans la rupture de l'artère méningée moyenne.*

Dans nombre de cas, il a été impossible de retrouver le point de départ de l'hémorrhagie. Sur le vivant, il va sans dire que cette recherche ne doit point être faite si l'hémorrhagie s'est arrêtée; dans le cas contraire l'écoulement ou le jet sanguin guident vers le vaisseau blessé. Sur le cadavre, les injections d'un liquide coloré par le tronc de la méningée moyenne, et si elles ne réussissent pas, l'inspection par transparence de la dure-mère qui montrera une ecchymose au point blessé, vous seront d'un grand secours pour découvrir la blessure ou rupture vasculaire.

M. G. Marchant, dans son intéressant travail, a établi pour chacune de ces blessures vasculaires *le mode ordinaire de traumatisme et le siège ordinaire de l'épanchement.* Les sinus de la dure-mère peuvent être piqués ou perforés par des esquilles ou des instruments vulnérants, ou encore déchirés par disjonction osseuse ; l'épanchement consécutif est alors le plus souvent extra-dure-mèrien et unilatéral. Les vaisseaux méningés moyens sont lésés par deux mécanismes : tantôt leur déchirure est consécutive à la division du canal osseux qu'ils parcourent, tantôt ils sont piqués directement par une esquille ; l'épanchement peut alors siéger sous la dure-mère, ou en dehors d'elle dans la *zone décollable*, ou être à la fois extra et intra-dure-mérien.

Les plaies contuses du cerveau et de ses membranes produisent les épanchement pie-mériens, interstitiels et ventriculaires.

Jadis on a distingué les épanchements en *primitifs* et *consécutifs* : ils sont tous *primitifs*, seulement ils sont plus ou moins rapides, suivant que le sang provient d'un vaisseau plus ou moins volumineux et qu'il trouve des conditions plus ou moins favorables à l'épanchement.

Anatomie pathologique. — Les épanchements peuvent siéger entre la dure-mère et les os du crâne, c'est le cas le plus fréquent, dans la cavité arachnoïdienne, dans les mailles de la pie-mère, dans les ventricules, et dans la substance du cerveau.

La quantité de l'épanchement est variable et peut aller de 30 à 300 grammes et plus.

Vous trouverez, Messieurs, dans vos livres classiques, tous les détails concernant l'anatomie pathologique de ces épanchements et il m'est permis d'être bref sur ce point. Quand l'épanchement siège entre la dure-mère et le crâne, il se présente ordinairement sous la forme d'un caillot plus ou moins volumineux, plus épais au centre qu'à la circonférence, s'étendant quelquefois loin du point où il a pris primitivement naissance, de la convexité vers la base par exemple. Au-dessous le cerveau est souvent déformé, aplati.

Si l'épanchement a son siège dans l'arachnoïde, le caillot est en général plus mou, plus diffus, moins limité, présentant souvent l'aspect d'une gelée de groseille. Au-dessus la dure-mère est tendue, rénitente, et a une teinte violacée et caractéristique.

Dans l'épanchement sous-arachnoïdien, on trouve une

infiltration sanguine des mailles de la pie-mère, étendue plus ou moins loin entre les circonvolutious et les scissures.

Enfin, l'épanchement peut siéger dans le cerveau, soit sous forme d'une bouillie noirâtre, assez liquide, distendant un ventricule dont les parois sont parfois déchirées ; soit que le foyer hématique se forme dans la substance même du cerveau broyée et dilacérée.

D'ailleurs les épanchements crâniens peuvent occuper à la fois plusieurs des points que nous avons indiqués. En général, ils correspondent au point du crâne directement frappé, mais d'autres fois à une certaine distance ou au point diamétralement opposé. Ces particularités n'ont plus besoin de vous être expliquées. Il est fréquent de trouver une lésion du cerveau compliquant l'épanchement.

Ces épanchements subissent dans le crâne les mêmes transformations que partout ailleurs ; leur terminaison ordinaire est l'inflammation et la suppuration du foyer ; la résorption est possible quand l'épanchement est petit, le sujet jeune et le cerveau sain. On admet généralement que les épanchements méningés s'enkystent et peuvent être ainsi graduellement resorbés.

Symptômes. — Si vous vous rappelez, Messieurs, ce que nous avons dit des conditions pathogéniques les plus favorables à la compression ; — qu'à volume égal un corps faisant saillie dans l'intérieur du crâne déterminait plus facilement la compression qu'un corps étalé à la surface ; — que plus l'action était rapide, plus la manifestation était sensible, — vous ne serez point surpris d'apprendre que dans bien des cas les épanchements sanguins, qui réalisent précisément les conditions contraires, peuvent passer inaperçus.

Là est peut-être la source des doctrines si différentes qui ont régné tour à tour sur la symptomatologie des épanchements. Suivant les auteurs classiques, depuis l'Académie de chirurgie, la compression jouerait le rôle principal dans leur symptomatologie. Mais Malgaigne et Gama ont combattu cette doctrine par l'expérimentation, expérimentation à la vérité très sujette à objection. Dans d'autres mains (Duret, Pagenstecher, Marchant, etc.), l'expérimentation, mieux conduite, a donné des résultats fort différents.

L'examen clinique conduit aux solutions suivantes que j'ai formulées dans mon *Traité de pathologie externe* : 1° Un grand nombre d'épanchements sanguins ne donnent lieu à aucun symptôme ; 2° Les phénomènes que l'on observe quelquefois conjointement avec ces épanchements, soit qu'ils paraissent dus à une véritable compression du cerveau, soit qu'ils reconnaissent une tout autre origine, comme des lésions cérébrales de commotion ou de contusion, n'ont rien de caractéristiques...

Ces conclusions demeurent vraies ; cependant, parmi les symptômes que détermine la compression, il en est quelques-uns dont l'association a certainement quelque valeur au point de vue du diagnostic épanchement.

Parmi les symptômes généraux de compression, desquels, je le répète, aucun n'est pathognomonique, ceux sur lesquels il convient d'insister sont : la perte de connaissance et de sentiment, les phénomènes d'hémiplégie et la respiration stertoreuse.

Peut-être y a-t-il dans la façon dont ces symptômes se montrent quelque chose de propre à l'épanchement sanguin : en effet, tandis que les symptômes de compression, quand ils sont dus à un enfoncement ou à la présence d'un corps étranger, se manifestent d'emblée, brusquement, dans la majorité des cas ; dans les cas d'épanchement le plus souvent ils surviennent graduellement et n'arrivent guère dès l'abord à leur summum d'intensité.

Je ne veux pas par là, entendez-le bien, Messieurs,

rééditer la doctrine célèbre édifiée par J. L. Petit, qui distinguait les symptômes cérébraux qui suivent les traumatismes de la tête en *primitifs* et *consécutifs*, attribuant les seconds au développement d'un épanchement. Car il est aujourd'hui établi et de la façon la plus nette que l'apparition tardive des phénomènes cérébraux ou l'aggravation des symptômes cérébraux existant déjà, sont loin d'annoncer la formation d'un épanchement sanguin; mais qu'ils sont bien plutôt en rapport avec le développement d'une méningo-encéphalite, comme nous le verrons en faisant l'histoire de cette terrible complication.

Messieurs, quand par *l'association des symptômes* indiqués plus haut, vous serez conduits à soupçonner l'existence d'un épanchement sanguin, vous pourrez chercher alors à préciser le siège de cet épanchement; car les différentes variétés d'épanchement présentent en propre quelques symptômes spéciaux à chacune d'elles.

Pour ce qui est des *épanchements entre la dure-mère et les os du crâne*, M. Marchant distingue deux cas:

1° Epanchement sans solution de continuité des parties molles; 2° Epanchement avec solution da continuité.

Dans le cas d'épanchement sans solution de continuité des parties molles, les symptômes locaux ont une importance extrême. Je vous ai dit que dans le plus grand nombre des cas l'épanchement était dû à une rupture du tronc ou d'une branche de l'artère méningée moyenne. On observe alors, suivant M. Marchant, un œdème et un empâtement diffus de la région temporo-pariétale, une douleur localisée, une ecchymose zygomatico-mastoïdienne, du trismus, et quelquefois une dilatation de la pupille du côté de l'épanchement; en même temps, comme troubles généraux: coma, stertor, phénomènes de compression et d'irritation. *Associés*, ces troubles auraient une valeur pathognomonique.

Quand il y a plaie des parties molles, le diagnostic devient facile si la plaie est large, et dans le cas contraire le débridement permet toujours de constater la solution de continuité de l'os et la filtration du sang à travers les fragments.

Pour les *épanchements arachnoïdiens et sous-arachnoïdiens*, tous les auteurs s'accordent à distinguer les épanchements qui siègent à la convexité et ceux de la base : les premiers donnant lieu à des symptômes de compression, et les seconds à des symptômes d'irritation (attaques tétaniques, convulsions et contractures localisées).

Les *épanchements intra-ventriculaires* ont à peu près les mêmes symptômes que ces derniers. (Charcot, Vulpian, Exp. de Duret, Marchant).

Les *hémorrhagies centrales*, quand leur foyer est très étendu, agissent par pression sur l'ensemble des centres nerveux et produisent le coma et la mort.

CINQUIÈME LEÇON

Accidents et complications des lésions traumatiques du crâne dans l'encéphale.

SOMMAIRE. — Hernie du cerveau : mécanisme, symptômes. — Corps étrangers.—Méningo-encéphalite traumatique.—Anatomie pathologique.—Épanchements purulents à siège variable.—Symptomatologie.—Division en quatre périodes, incubation, prodromes, invasion, état. — Marche irrégulière et capricieuse. — Forme négative.

Messieurs,

J'ai hâte d'arriver au point le plus important et aussi le plus délicat de cette étude des traumatismes crâniens, *le diagnostic différentiel des lésions traumatiques de l'encéphale*. Mais il est indispensable, avant d'aborder ce sujet, que nous passions en revue une série d'accidents et de complications qui peuvent survenir à la suite des plaies de tête et dont la présence vient encore augmenter les difficultés d'un diagnostic déjà fort délicat. Ce paragraphe, nécessaire pour que nous ayons en main tous les éléments d'instruction possible, sera court; et je pourrais presque vous renvoyer à vos livres classiques dont les descriptions sur ces différents points sont suffisantes et complètes, étant donné l'état actuel de la science, si je ne tenais à ce que vous ayez bien présents à l'esprit tous les phénomènes qui peuvent survenir au cours de l'évolution symptomatique des traumatismes cérébraux. Une revue très rapide suffira.

On a coutume de distinguer les accidents et complications des traumatismes de la tête en immédiats et consécutifs. Cette distinction est loin d'être absolue; ces accidents n'ont point d'époque fixe d'apparition. Les accidents qui peuvent apparaître à une époque assez rapprochée du traumatisme sont: les *épanchements sanguins*, que vous connaissez; la *hernie du cerveau*, les *corps étrangers*, l'*encéphalo-méningite* et les *abcès du cerveau*.

Hernie du cerveau. — La hernie du cerveau, complication assez rare des plaies et des fractures du crâne, peut survenir immédiatement après le traumatisme (hernie primitive), ou n'apparaître qu'au bout de quelque temps (hernie secondaire). A part un cas d'encéphalocèle traumatique de la base (Holmes), la hernie du cerveau se montre exclusivement à la voûte du crâne et plus particulièrement aux régions frontale et pariétale.

L'encéphalocèle primitive s'explique facilement par les phénomènes mécaniques du coup; mais pour expliquer le mode de formation de la hernie secondaire, il faut faire intervenir la turgescence et l'expansion du cerveau sous l'influence de l'afflux du sang artériel; là est la force principale qui, s'exerçant au point où manque la paroi, produit la hernie. Accessoirement interviennent: le gonflement inflammatoire, les épanchements méningés ou cérébraux, les abcès du cerveau.

D'un volume variable (noix, œuf de poule), la hernie du cerveau se présente d'abord sous l'aspect d'un champignon rougeâtre, turgescent, mou, à base étranglée, mais qui prend bientôt par le fait de l'inflammation l'aspect d'un véritable fongus saignant au moindre attouchement, induré par encéphalite dans sa masse, mais dont les parties superficielles suppurent et se désagrègent. Au-dessous, le cerveau présente des lésions inflammatoires ou une sorte de fonte purulente. Lewis Lebeau, dans une bonne thèse sur ce sujet, a relevé la coïncidence fréquente (35 fois sur 40 cas) d'abcès cérébraux.

La tumeur molle, réductible d'abord, présente des battements artériels et des mouvements d'expansion en rapport avec l'expiration et l'effort. Les symptômes fonctionnels, quelquefois nuls, existent le plus souvent et sont commandés alors par le siège de la hernie et l'importance des lésions inflammatoires qui la compliquent. On voit parfois des portions plus ou moins considérables de la tumeur se détacher pour se reproduire par une sorte de bourgeonnement qui peut amener une cicatrisation définitive de la plaie cérébrale. Le plus souvent, le blessé est emporté par l'encéphalo-méningite. D'après Lebeau, on observerait la guérison dans un tiers des cas.

Corps étrangers. — La nature de ces corps est fort variable (esquilles, projectiles, fragments d'arme) et leur présence constitue une complication grave. Leur effet ordinaire, quand le blessé ne succombe pas immédiatement, est l'inflammation de la substance cérébrale. Dans quelques cas, l'inflammation reste localisée autour du corps étranger et donne lieu à un abcès dont le pus peut entraîner le corps étranger; mais le plus souvent l'inflammation ne se limite pas et le blessé meurt d'encéphalo-méningite.

On signale quelques cas d'inflammation locale très légère aboutissant à l'enkystement du corps étranger, de telle sorte que le blessé guérit, mais reste toujours exposé à des accidents ultérieurs d'inflammation ou de compression par le fait de la présence du corps étranger.

Méningo-encéphalite traumatique.—Nous arrivons, Messieurs, à la complication à la fois la plus fréquente et la plus redoutable des traumatismes cérébraux, la méningo-encéphalite, qui peut se présenter même après la blessure de tête la plus légère, mais qui est surtout à redouter dans les cas de fractures avec enfoncement, toutes les fois que les méninges ou le cerveau ont été touchés.

Je ne vous décrirai point les lésions du début de la méningo-encéphalite, ce sont des lésions inflammatoires des méninges et du cerveau, amplement traitées dans vos classiques de pathologie interne. J'insisterai seulement sur les épanchements purulents qui sont l'aboutissant presque fatal de la méningo-encéphalite traumatique.

Les *épanchements de pus* se montrent assez fréquemment *entre les os et la dure-mère*; résultant soit de l'inflammation d'un épanchement de sang, soit d'une suppuration osseuse, ils sont généralement circonscrits, peu abondants, et constitués par un pus rougâtre et mal lié.

En même temps ou indépendamment de ces épanchements, on peut rencontrer l'*infiltration purulente des méninges*; elle se présente en nappes purulentes dans la cavité arachnoïdienne et dans la pie-mère; des tractus fibrineux font adhérer par places les feuillets de l'arachnoïde, et la pie-mère épaissie, infiltrée de leucocytes et de fibrine, adhère entièrement à la substance cérébrale.

Enfin l'*abcès* peut siéger *dans la substance nerveuse*. Généralement ces *abcès cérébraux* sont superficiels, sous-jacents aux méninges épaissies; mais ils peuvent être profonds et séparés des méninges par une couche épaisse de substance cérébrale saine. Parfois on en observe plusieurs à la fois.

Ces abcès succèdent à un processus étudié par Hayem et analogue à celui de l'encéphalite spontanée produisant le ramollissement jaune; primitivement irréguliers, les foyers se circonscrivent bientôt dans une sorte de kyste dû à la prolifération de la névroglie; leur pus est épais et ses éléments ont en partie subi la transformation caséeuse.

On a dit, mais sans preuves à l'appui, que ces abcès pouvaient subir la transformation caséeuse, se résorber et guérir. Plus souvent ils provoquent autour d'eux une encéphalite plus ou moins diffuse dont l'aboutissant peut être l'enkystement de l'abcès, qui reste stationnaire des mois et des années au sein du cerveau. Ils ont une tendance remarquable à fuser le long des cloisons fibreuses de la dure-mère, ou vers les ventricules, ou enfin vers l'extérieur, par les conduits naturels; on les a vus se vider par le nez, les oreilles ou à travers une perforation du crâne.

Symptomatologie. La méningo-encéphalite traumatique n'est pas une maladie à marche franche et régulière; rien de plus variable que les formes qu'elle peut revêtir, probablement en raison du siège et du degré de ses lésions, très variables également. Pour tracer un tableau plus complet de ses symptômes et de la marche de cette terrible maladie, j'ai divisé son étude en quatre périodes : *incubation, prodromes, invasion, état.*

a) *Période d'incubation.* Quelquefois nulle, les signes d'encéphalo-méningite succédant *immédiatement* au traumatisme; elle peut durer dans d'autres cas de trois à six jours, rarement quinze, excepté dans les cas d'encéphalite circonscrite où elle peut se prolonger beaucoup plus. D'ailleurs, sans aucun symptôme ; le blessé se croit guéri.

b) *Période prodromique.* Précédée ou non de la période silencieuse d'incubation, elle affecte deux formes bien différentes : tantôt le blessé devenant somnolent, abattu, hébété, accuse de la céphalalgie au point où la violence a agi ou au point diamétralement opposé; tantôt au contraire il présente, après un calme trompeur, des phénomènes d'excitation, il devient maussade, impatient, se plaint de vertiges, s'agite et quelquefois a des nausées.

Dans certains cas, on observe des convulsions passagères des muscles de la face, ou bien le malade éprouve des fourmillements, des crampes dans un membre.

Quand l'affection débute alors que les phénomènes de commotion ou de contusion cérébrales n'ont pas encore disparu, il est parfois permis de soupçonner le début d'une encéphalo-méningite par le resserrement d'une ou des deux pupilles, par l'apparition d'un strabisme ou parce que l'œil est devenu sensible à la lumière, surtout si en même temps la *température a monté.*

S'il y a plaie du crâne, le mauvais aspect de la plaie qui se sèche et pâlit, en même temps que le péricrâne se détache et montre l'os jaunâtre et dépoli, peut encore mettre sur la voie.

c) *Période d'invasion.* La méningo-encéphalite présente plusieurs formes de début, en rapport avec les types de la période prodromique quand celle-ci a existé. En effet, ou bien la dépression augmente progressivement, la somnolence fait place à un état semi-comateux, puis à du coma qui peut durer jusqu'à la mort, avec ou sans phénomènes convulsifs ; ou bien l'invasion se manifeste par l'accroissement des phénomènes d'agitation qui marquaient la période prodromique. Dans cette seconde forme, peut-être plus fréquente, la céphalalgie et l'irritabilité augmentent, le blessé s'agite, sa peau est chaude, sa face animée, ses yeux brillants, son pouls est plein, dur et fréquent ; il a des convulsions quelquefois générales, mais plus souvent localisées à un côté du corps, à un membre, à la face, à un groupe de muscles ; ces convulsions qui revêtent parfois l'aspect épileptiforme peuvent alterner avec des contractures.

Enfin, dans quelques cas plus rares, la méningo-encéphalite débute brusquement par une perte de connaissance, ou une paralysie, des convulsions ou de la contracture.

d) Période d'état. Vous avez remarqué, Messieurs, que la méningo-encéphalite peut revêtir dans ses débuts deux formes différentes, l'une caractérisée par des phénomènes d'excitation, l'autre dans laquelle les symptômes de dépression dominent; la maladie confirmée prend également une marche et des allures correspondantes au type de la période d'invasion.

Le plus souvent, les phénomènes d'excitation initiale acquièrent leur summum d'intensité; l'agitation, le pouls et le mouvement fébrile augmentent; le malade est en proie à un délire furieux. On voit quelquefois survenir à ce moment des frissons qui, pour beaucoup d'auteurs, indiqueraient l'existence d'un travail de suppuration. Puis vient une période de collapsus avec lequel apparaissent d'ordinaire une hémiplégie ou des paralysies plus localisées : tous les sphincters perdent leur tonicité, la peau se couvre d'une sueur visqueuse et gluante, la langue se sèche, la respiration est irrégulière et stertoreuse; c'est le coma qui va durer jusqu'à la mort.

Dans certains cas, les sujets ne présentent ni contractures, ni convulsions, ni fièvre, ni paralysie, ils tombent dans le coma et dans un état de résolution générale, au milieu duquel ils succombent promptement.

Dans une autre forme, les phénomènes convulsifs et délirants alternent avec les phénomènes comateux; *cette succession irrégulière et ce mélange de signes d'exaltation et de collapsus sont assez communs dans la méningo-encéphalite.*

Il est rare d'observer la forme dépressive pure, dans laquelle les phénomènes d'excitation manquent jusqu'à la fin. Beaucoup plus rare encore est cette forme que l'on pourrait appeler négative au point de vue des symptômes, et dans laquelle l'inflammation du cerveau ne se révèle pendant la vie par aucun signe permettant d'en soupçonner l'existence.

La terminaison ordinaire de l'encéphalo-méningite est la mort, qui survient du troisième au huitième jour, au milieu du coma et du collapsus le plus complet.

Je tiens beaucoup, Messieurs, à vous signaler avec insistance les *rémissions* de plus ou moins longue durée qui se produisent assez souvent au cours de la méningo-encéphalite ; tous les symptômes s'apaisent, l'intelligence reparaît, on espère, quand survient une nouvelle poussée qui emporte promptement le malade.

C'est surtout dans les encéphalites circonscrites, *dans les abcès du cerveau* que se montrent ces irrégularités dans la marche des phénomènes morbides. Ces encéphalites circonscrites, dont l'aboutissant est un abcès, se manifestent parfois très tardivement, rarement avant quinze jours à dater du traumatisme, quelquefois après plusieurs semaines ou plusieurs mois. Brusquement, on voit apparaître alors une paralysie, une contracture, un accès épileptiforme ou des phénomènes de dépression intellectuelle ou sensitive, de l'aphasie, de l'amblyopie, ou de la surdité, qui sont le ou les premiers symptômes d'un abcès qui a évolué sourdement. Presque constamment ces abcès amènent la mort, qui survient au milieu de phénomènes comateux et paralytiques ; exceptionnellement on les a vus se faire issue à travers une ouverture naturelle (oreille, nez), ou par une perforation du crâne.

SIXIÈME LEÇON.

Diagnostic différentiel des lésions traumatiques de l'encéphale.

SOMMAIRE. — Difficultés du diagostic : commotion, contusion, compression, encéphalo-méningite. — Lésions traumatiques des méninges. — Détermination du siége des lésions : lésions de la zone motrice du bulbe, de la protubérance, du cervelet.

Messieurs,

Il vous souvient sans doute de la peine extrême que nous avons eue, en étudiant les lésions traumatiques de l'encéphale, à tracer une symptomatologie rigoureuse de chacune de ces lésions. Or, en clinique, on a bien rarement affaire à une seule de ces lésions ; plus souvent il arrive qu'elles se combinent, confondant leurs symptômes. Les difficultés du diagnostic en sont d'autant augmentées, l'embarras est extrême. La plus grande prudence devient donc nécessaire. Cependant, il vous sera parfois possible, si vous avez bien retenu les symptômes dominants de la commotion, de la contusion et de la compression, de dégager de l'ensemble symptomatique les traits principaux de l'une de ces affections. Bien plus, vous pourrez souvent, grâce aux recherches modernes, non seulement reconnaître la nature de la lésion, mais encore son siège.

Les symptômes principaux des lésions traumatiques

de l'encéphale peuvent être groupés sous trois chefs principaux : A. Perte de connaissance, coma, résolution ; B. Agitation, délire, convulsions contractures ; C. Paralysies.

Les symptômes du premier groupe sont ceux qui dominent dans la commotion ; la contusion produit le plus souvent ceux du deuxième groupe ; et, d'une façon tout à fait générale, la compression est caractérisée par des paralysies. Mais comme ils peuvent tous se présenter dans l'une quelconque de ces lésions, il importe d'étudier le moment de leur apparition, leur mode de succession, leur marche, leur alternance. Nous trouverons certainement dans ces considérations des données suffisantes pour fonder un diagnostic probable dans nombre de cas.

La perte de la connaissance, du mouvement et de la sensibilité, la résolution musculaire, sans paralysie ni contracture, *apparaissant immédiatement après le traumatisme*, indiquent une *commotion cérébrale*. Si, ultérieurement, on assiste à une décroissance graduelle de ces symptômes et au retour plus ou moins rapide des fonctions, le diagnostic sera confirmé.

Ce cas le plus simple étant posé, il nous faut envisager les cas bien plus nombreux dans lesquels la commotion n'existe pas seule et où ses symptômes masquent une lésion concomitante.

Quand donc vous soupçonnerez par les conditions dans lesquelles est survenu le traumatisme (violence plus ou moins grande du choc, hauteur de la chute), que la commotion pourrait bien être compliquée de quelque autre lésion, vous devrez réserver votre diagnostic jusqu'à l'apparition d'autres signes ou jusqu'à la disparition des premiers.

Les symptômes des autres états morbides de l'encéphale, paralysies, convulsions, contractures, stertor, etc., ont une signification fort différente suivant qu'ils apparaissent : 1° Immédiatement après le traumatisme, conjointement avec les symptômes de commotion. 2° Après un temps variable, mais alors que les symptômes de commotion n'ont pas encore disparu. 3° Enfin, lorsque le sujet a repris connaissance et que les symptômes de commotion ont disparu.

Dans le premier cas, le coma avec résolution des quatre membres, accompagné de stertor et de quelques convulsions, indique assez souvent un vaste épanchement de la base du crâne, ou une hémorrhagie intra-arachnoïdienne. Si, en même temps que du coma avec stertor, le malade présente une hémiplégie ou une monoplégie, des convulsions ou des contractures localisées, seules ou alternant avec les paralysies, c'est qu'à la commotion s'ajoute soit une *contusion*, soit une *compression*. Essayons de distinguer auquel de ces deux états morbides nous avons affaire.

L'examen du point frappé nous permettra de reconnaître s'il s'agit d'une *compression* par un fragment enfoncé ou un corps étranger. Si cet examen reste négatif, vous aurez encore à prononcer entre la compression par un épanchement sanguin et une contusion.

Ici, le diagnostic devient difficile, cependant il peut être tenté : le siège de la blessure, les parties latérales du crâne, l'apparition progressive des symptômes de compression, leur grande étendue, le stertor, seront en faveur de l'hypothèse épanchement. Au contraire, la localisation des phénomènes à un groupe de muscles, leur apparition plus immédiate après l'accident, vous feront pencher vers la contusion.

Dans le deuxième cas, *quand les symptômes, paralysies ou convulsions, apparaissent deux ou trois jours après le traumatisme*, le coma persistant toujours, vous devrez immédiatement songer au début d'une encéphalo-méningite et vous aurez d'autant moins de chance de vous tromper que le malade aura de la fièvre, de l'agitation, du délire, et que la paralysie aura succédé à des convulsions ou à des contractures.

Si un épanchement très retardé, suivant la doctrine de J. L. Petit, peut, dans des cas très rares, déterminer à la même époque des phénomènes de compression, il ne s'accompagne pas de fièvre, de frissons, d'agitation, de délire, et il vous est possible de le distinguer de la méningo-encéphalite.

De plus, l'examen du fond de l'œil peut vous fournir quelques indications. Dans la commotion, le fond de l'œil est normal. Dans la compression et dans la contusion, on observe souvent une infiltration séreuse péripapillaire, des dilatations, des flexuosités, des thromboses, des veines rétiniennes. Dans l'encéphalo-méningite c'est de la congestion avec œdème péripapillaire, de la dilatation des veines en dehors de la papille, des hémorrhagies rétiniennes.

Dans le troisième cas, c'est-à-dire quand les accidents signalés plus haut se montrent après que le coma s'est dissipé et que les blessés ont repris connaissance, la commotion cérébrale n'est plus en cause et vous ne pouvez hésiter qu'entre la compression, la contusion et l'encéphalo-méningite.

Pour ce qui est de la contusion qui, n'ayant point donné de signes immédiats, ne se révèle qu'au moment où l'inflammation s'empare des parties lésées, il est impossible d'établir à cette époque le diagnostic différentiel entre elle et l'encéphalo-méningite.

La question se trouve donc circonscrite entre la compression du cerveau et la méningo-encéphalite. Or, dans la compression, quel qu'en soit l'agent, si vous observez des paralysies, des contractures, des convulsions, vous n'observez pas en revanche l'élévation de la température, l'accélération du pouls, les frissons, le délire qui manquent si rarement dans l'encéphalo-méningite. Et encore, dans la compression, les symptômes sont plus constants, plus durables que dans l'encéphalo-méningite si remarquable par ses intermittences.

Détermination du siège des lésions. — Il y a 10 ans, Messieurs, j'écrivais : « Les diverses tentatives de localisation des lésions cérébrales sont malheureusement jusqu'à présent restées sans résultats sérieux ; » et j'admettais seulement la connaissance du siège de la localisations du langage. Aujourd'hui, le *desiratum* que j'exprimais alors est en partie rempli, grâce aux travaux de Broca, de Hitzig, de Ferrier, de Charcot, de Pitres.

Je ne puis vous faire ici l'historique des localisations cérébrales ; vous savez que, de par l'expérimentation, contrôlée et quelquefois guidée par l'anatomie pathologique, la surface de l'encéphale a été divisée en un certain nombre de départements, représentant autant de centres fonctionnels distincts ; quelques-uns de ces points ont reçu le nom de moteurs ; et il n'est plus à prouver aujourd'hui que l'excitation de ces points détermine des convulsions dans les muscles auxquels ils commandent, que la destruction de ces mêmes points entraîne la paralysie de ces muscles.

La connaissance très exacte de cette topographie fonctionnelle de l'écorce cérébrale est absolument nécessaire au chirurgien, car elle lui permettra dans nombre de cas de préciser le siège de la lésion et d'aller à sa recherche, s'il y a lieu, sans risquer de s'égarer.

D'après Charcot et Pitres, la zone motrice du cerveau de l'homme comprend : les deux circonvolutions frontales ascendantes, le lobule paracentral et peut-être les pieds des trois circonvolutions frontales.

D'après les mêmes auteurs : Les centres moteurs pour les mouvements des deux membres du côté opposé sont dans les deux tiers supérieurs des circonvolutions frontales ascendantes et du lobule paracentral.

Les centres pour les mouvements des muscles innervés par le facial inférieur sont dans le tiers inférieur des circonvolutions ascendantes.

Le centre pour le mouvement isolé du membre supérieur du côté opposé est dans le tiers moyen de la circonvolution frontale ascendante.

Le centre du langage articulé dans le pied de la troisième circonvolution frontale gauche.

M. Ferrier, par des expériences d'ailleurs bien conduites, a été amené à préciser davantage la situation de ces centres, qu'il a décomposés; de plus, il a signalé les centres de la vision et de l'audition, plaçant le premier dans la région du pli courbe, le second dans la première et la deuxième circonvolutions temporales.

Localisations relatives au bulbe et à la protubérance. — Une dyspnée intense, un ralentissement considérable de la respiration et du pouls, la paralysie des quatre membres, des convulsions généralisées avec perte complète du sentiment et de l'intelligence, la paralysie simultanée de plusieurs nerfs crâniens, une mort très rapide, sont autant de signes probables d'une lésion bulbaire.

La paralysie alterne indique une lésion de la protubérance. Vous soupçonnerez encore une lésion de la protubérance avec une paralysie faciale du même côté que la paralysie des membres, si l'hémiplégie faciale est complète, c'est-à-dire si elle s'accompagne de paralysie de l'orbiculaire des paupières avec abolition des mouvements réflexes et de la contractilité musculaire de ce côte de la face.

La paralysie des deux faciaux, le strabisme, la paralysie des muscles d'un œil coïncidant avec une hémiplégie de l'autre côté du corps; le nystagmus, la déviation conjuguée des yeux avec rotation de la tête, la polyurie, la polydipsie, la glycosurie, sont autant de signes propres à appeler votre attention sur une lésion bulbo-protubérantielle.

Les lésions du cervelet ont en propre : l'hémiplégie, tantôt directe, tantôt croisée, incomplète et irrégulière, l'incoordination des mouvements, les impulsions irrésistibles en avant ou en arrière, les mouvements giratoires, des troubles de la sensibilité, une douleur occipitale vive et tenace, l'amaurose ou l'amblyopie, la surdité plus ou moins complète, les érections, les éjaculations involontaires, les vomissements.

TABLE DES MATIÈRES

PREMIÈRE LEÇON.

De la Commotion de l'encéphale.

DEUXIÈME LEÇON.

De la contusion de l'encéphale.

TROISIÈME LEÇON.

De la compression de l'encéphale.

QUATRIÈME LEÇON.

Compression par épanchements sanguins dans le crâne.

CINQUIÈME LEÇON.

Accidents et complications des lésions traumatiques du crâne dans l'encéphale.

SIXIÈME LEÇON.

Diagnostic différentiel des lésions traumatiques de l'encéphale.

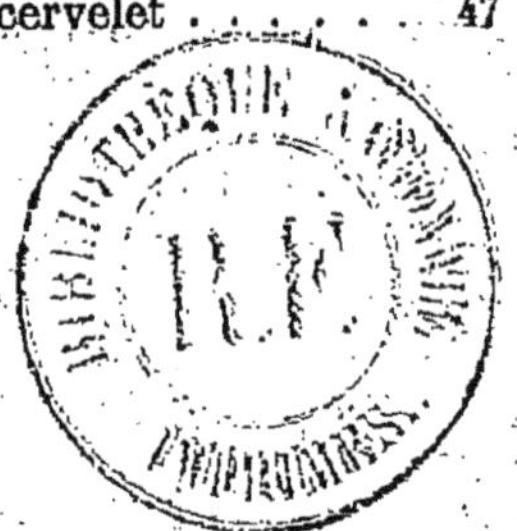

PARIS. — IMP. V. GOUPY ET JOURDAN, RUE DE RENNES, 71

PUBLICATIONS
DU
PROGRÈS MÉDICAL
6, rue des Écoles, 6.

LE PROGRÈS MÉDICAL

JOURNAL DE MÉDECINE, DE CHIRURGIE ET DE PHARMACIE.

Rédacteur en chef : **BOURNEVILLE.**

Paraissant le samedi par cahier de 24 ou 32 p. in-4° compacte sur 2 colonnes.

Un an, 20 fr. — 6 mois, 10 fr.

Pour les étudiants en médecine, un an, 12 fr.

Les Bureaux du **Progrès médical** *sont ouverts de midi à cinq heures.*

LE PROGRÈS MÉDICAL : Tome I (1873), épuisé.—Tome II (1874), épuisé.— Tome III (1875), vol. in-4 de 800 pages avec 50 figures, prix : 16 fr. — Tome IV (1776), vol. in-4 de 960 pages avec 84 fig., prix : 16 fr. — Tome V (1877), vol. in-4 de 1000 pages avec 95 fig., prix : 20 fr. — Tome VI (1878), vol. in-4 de 1020 pages avec 103 fig., prix : 20 fr. — Tome VII (1879), vol. in-4 de 1064 pages avec 124 fig., prix : 20 fr. — Tome VIII (1880), vol. in-4 de 1086 pages avec 88 fig., prix : 20 fr. — Tome IX (1881), vol. in-8 de 1071 pages avec 72 fig., prix : 20 fr. — Pour nos abonnés. — Prix : 12 fr. chaque année.

AIGRE (D.) **Étude clinique sur la métalloscopie et la métallothérapie externe dans l'anesthésie.** Un vol. de 86 pages. — Prix : 2 fr. 50. — Pour nos abonnés . . . . 1 fr. 75.

AIGRE. *Voir* BRODIE.

ANNÉE MÉDICALE(L'), résumé des progrès réalisés dans les sciences médicales pendant l'année, publiée sous la direction du Dr Bourneville, avec la collaboration de MM. Aigre, Auvard, G. Ballet, A. Blondeau, E. Brissaud, P. Budin, R. Calmettes, J. Cornillon, L. Cruet, H. Duret, Ch. Féré, Gilles de la Tourette, A. Josias, Laffont, Malherbe, Maunoury, Poncet (de Cluny), Poirier, F. Raymond, P. Regnard, A. Sevestre, E. Teinturier, R. Vigouroux, collaborateurs du *Progrès médical.* Paraît tous les ans, pendant le courant du mois d'avril, analysant les progrès réalisés au point de vue médical pendant l'année précédente. Quatre volumes sont en vente. Un volume in-18 Charpentier. Première et deuxième années (1878, 1879). — Prix : 3 fr. 50 chaque volume. — Pour nos abonnés ; par la poste, 3 fr. ; dans nos Bureaux, 2 fr. 50. — Troisième et quatrième années (1880, 1881). — Prix : 4 fr. chaque volume. — Pour nos abonnés, par la poste, 3 fr. 50 ; dans nos bureaux . . . . 3 fr.

ARCHIVES DE NEUROLOGIE, Revue des maladies nerveuses et mentales, paraissant tous les deux mois sous la direction de J.-M. CHARCOT, par MM. Amidon, Ballet, Bernard, Bitot (P.), Blaise, Blanchard, Bouchereau, Briand, Brissaud (E.), Brouardel (P.), Bonnaire, Charpentier, Cotard, Debove (M.), Delasiauve, Dreyfous, Duret, Duval (Mathias), Erlisky, Féré (Ch.), Ferrier, Gilles de la Tourette, Gilbert, Gombault, Grasset, Hervé, Huchard, Joffroy (A.), Kéraval, Landouzy, Magnan, Marie, Maygrier, Mayor, Musgrave-Clay, Mierzejewski, Neumann, Pignol, Pierret, Pitres, Raymond, Regnard (P.), Rouget, Richer, G.), Séguin (E.G.), Straus, Talamon, Teinturier (E.), Thulié (H.), Troisier (E.), Vigouroux (R.), Voisin (J.), Wuillamier. — Rédacteur en chef : BOURNEVILLE ; — Secrétaire de la rédaction : CH. FÉRÉ. — Chaque fascicule se compose de huit à neuf feuilles in-8° carré, et de plusieurs planches chromo-lithographiées. — Abonnement pour un an : PARIS : 20 fr. — FRANCE et ALGÉRIE : 22 fr. — UNION POSTALE : 23 fr. — OUTRE-MER (en dehors de l'union postale) : 25 fr. — Les numéros séparés : 4 fr. 50. — Les abonnements sont reçus aux Bureaux du *Progrès Médical*, 6, rue des Ecoles, à Paris, et dans tous les Bureaux de poste de France, de Belgique, de Suisse, de Hollande et d'Algérie, sans autres frais que le prix de l'abonnement indiqué ci-dessus. Pour les autres pays, prière d'envoyer un mandat-poste avec l'ordre d'abonnement.

AVEZOU (J.-C.) **De quelques phénomènes consécutifs aux contusions des troncs nerveux du bras et à des lésions diverses des branches nerveuses digitales. Etude clinique avec quelques considérations sur la distribution anatomique des nerfs collatéraux des doigts.** Un vol. in-8 de 144 pages. — Prix : 3 fr. 50. — Pour nos abonnés. 2 fr. 50.

BALLET (G.). **Contribution à l'étude des réflexes tendineux.** Note sur l'état de la réflectivité spinale dans la fièvre typhoïde. Brochure in-8° de 16 pages. — Prix : 75 c. — Pour nos abonnés . . . . 50 c.

BALLET (G.). — **Recherches anatomiques et cliniques sur le faisceau sensitif et les troubles de la sensibilité dans les lésions du cerveau.** Vol. in-8° de 197 pages, avec 10 figures dans le texte. Paris 1881. Prix : 3 fr. 50. — Pour nos abonnés . . . . 2 fr. 50

BALZER (F.) **Contribution à l'étude de la Broncho-Pneumonie.** Vol. de 84 pages, orné d'une planche en chromo-lithographie. — Prix : 2 fr. 50. — Pour nos abonnés . . . . 1 fr. 75.

BARATOUX. *Voir* MIOT.

BÉHIER. **De la pellagre sporadique.** Leçons faites à l'Hôtel-Dieu les 14 et 18 juillet 1873, recueillies par MM. Liouville et Straus. Brochure in-8 de 24 pages. — Prix : 75 c. — Pour nos abonnés . . . . 50 c.

BÉHIER. **Étude de quelques points de l'urémie.** (Clinique, théories, expériences.) Leçons faites à l'Hôtel-Dieu les 12 et 14 mars 1873, recueillies par MM. Liouville et Straus. Brochure in-8° de 25 pages. — Prix : 75 c. — Pour nos abonnés . . . . 50 c.

BESSON (I.). **Dystocie spéciale dans les accouchements multiples.** Volume in-8° de 92 pages. — Prix : 2 fr. — Pour nos abonnés. 1 fr. 25.

BÉTOUS. **Étude sur le tabes dorsal spasmodique.** Brochure in-8° de 46 pages. — Prix : 1 fr. 50. — Pour nos abonnés . . . . 1 fr.

BEURMANN (DE). *Voir* VIDAL.

BITOT. **Essai de stasimétrie ou de mesure de la consistance des corps organiques mous.** (Etude de la consistance du corps vitré.) Brochure in-8° de 21 pages, avec 8 figures dans le texte. — Prix : 75 c. — Pour nos abonnés. . . . . 50 c.

BITOT. **Essai de topographie cérébrale par la cérébrotomie méthodique.** Conservation des pièces normales et pathologiques par un procédé particulier. Un volume in-4° de 40 pages de texte avec 7 figures intercalées et 17 planches en photographie représentant des coupes cérébrales, 1878. — Prix : 12 fr. — Pour nos abonnés . . . . 9 fr.

BITOT. **La capsule interne et la couronne rayonnante d'après la cérébrotomie méthodique.** Un volume in-8° de 48 pages avec 14 planches hors texte. — Prix 5 fr. — Pour nos abonnés . . . . 3 fr. 50.

BITOT (P.). **Contribution à l'étude du mécanisme et du traitement de l'hémorrhagie liée à l'insertion vicieuse du placenta.** Volume in-8 de 184 pages. — Prix : 3 fr. 50. — Pour nos abonnés . . . . . 2 fr. 50

BLAISE (H.) **De la cachexie pachydermique** (myxœdème des auteurs anglais). Brochure in-8° de 40 pages. — Prix : 1 fr. 25. — Pour nos abonnés 90 c.

BLANCHARD (R). **De l'anesthésie par le protoxyde d'azote,** par la méthode du professeur P. BERT. — Un volume de 101 pages avec 3 figures. — Prix : 3 fr. — Pour nos abonnés. . . . . 2 fr.

BLOCQ (P.). **Note sur un cas de rétrécissement des deux orifices auriculo-ventriculaires.** Brochure in-8° de 7 pages. — Prix : 50 c. — Pour nos abonnés. . . . . 35 c.

BLONDEAU (A.) **Étude clinique sur le pouls lent permanent avec attaques syncopales et épileptiformes.** — Un vol. in-8 de 72 pages.— Prix : 2 fr. — Pour nos abonnés . . . . 1 fr. 35

BLONDEAU. *Voir* BOURNEVILLE.

BOE (J. B. F.). **Essai sur l'aphasie consécutive aux maladies du cœur.** Un vol. in-8 de 164 pages. — Prix : 3 fr. — Pour nos abonnés . . . 2 fr.

BONNEFOY. *Voir* ONIMUS.

BONTEMPS. **De la mort subite chez les jeunes enfants.** Un vol. in-8 de 83 p. — Prix : 3 fr. — Pour nos abonnés . . . . 2 fr.

BOUCHARD. *Voir* CHARCOT.

BOUDET de PARIS (M.). **Des actes musculaires dans la marche de l'homme.** Brochure in-8 de 12 pages — Prix: 0 fr. 60. — Pour nos abonnés . . . . 40 cent.

BOUDET de PARIS (M.). **Note sur deux cas d'occlusion intestinale traités et guéris par l'électricité.** Brochure in-8 de 16 pages. — Prix : 0 fr. 60. — Pour nos abonnés . . . . 40 cent.

BOUDET de PARIS (M.). **Traitement de la douleur par les vibrations mécaniques.** Brochure in-8° de 7 pages. — Prix : 50 cent. — Pour nos abonnés. . . . . 35 c.

BOUDET DE PARIS. *Voir* DEBOVE, HAYEM.

BOURNEVILLE. **Études cliniques et thermométriques sur les maladies du système nerveux.** Premier fascicule : Hémorrhagie et ramollissement du cerveau. Paris, 1872. In-8 de 168 pages avec 22 fig. — Prix : 3 fr. 50. Pour nos abonnés, 2 fr. 50. — Deuxième fascicule : Urémie et éclampsie puerpérale ; épilepsie et hystérie. Paris, 1873. In-8 de 160 p, avec 14 fig. — Prix : 3 fr. 50. — Pour nos abonnés. . . . . 2 fr. 50.

BOURNEVILLE et BLONDEAU. **Des services d'accouchements dans les hôpitaux de Paris.** Brochure in-8° de 49 pages. Paris, 1881. — Prix 1 fr. — Pour nos abonnés . . . . 75 c.

BOURNEVILLE. **Le choléra à l'hôpital Cochin.** (Étude clinique). Paris, 1865. Brochure de 48 pages, — Prix : 1 fr.— Pour nos abonnés. . 70 c.

BOURNEVILLE. **Mémoire sur la condition de la bouche chez les idiots,** suivi d'une étude sur la médecine légale des aliénés. Paris, 1863. Gr. in-8 de 28 p. à deux colonnes.— Prix : 1 fr.— Pour nos abonnés, 70 c.

BOURNEVILLE. **Notes et observations cliniques et thermométriques sur la fièvre typhoïde.** Vol. in-8 compacte de 80 pages, avec 10 tracés en chromo-lithographie.— Prix : 3 fr. — Pour nos abonnés. . . . 2 fr.

BOURNEVILLE. **Recherches cliniques et thérapeutiques sur l'épilepsie et l'hystérie.** Vol. in-8 de 200 pages avec 5 fig. dans le texte et 3 planches.— Prix : 4 fr. — Pour nos abonnés. . . . . 2 fr. 75.

BOURNEVILLE. **Science et miracle : Louise Lateau ou la Stigmatisée belge.** Vol. in-8 de 88 pages avec 2 fig. dans le texte et une eau forte dessinées par P. Richer. — 2e édition, revue, corrigée et augmentée. — Prix : 2 fr. 50. — Pour nos abonnés. . . . . 1 fr. 50

BOURNEVILLE. **Écoles municipales des infirmières laïques ; laïcisation**

de l'Assistance publique. (Discours prononcés en 1880, 1881, 1882). Trois brochures in-8°. — Prix de chacune de ces brochures : 50 c. — Pour nos abonnés . . . . 30 c.

BOURNEVILLE. **Laïcisation de l'assistance publique.** Conférence faite à l'Association philotechnique le 26 décembre 1880. Brochure in-8° de 23 pages. — Prix 75 cent. — Pour nos abonnés. . . . . 50 c.

BOURNEVILLE. **Mémoire sur l'inégalité de poids entre les hémisphères cérébraux des épileptiques.** Brochure grand in-8° de 8 pages. — Prix : 50 c. — Pour nos abonnés. . . . . 35 c.

BOURNEVILLE et L. GUÉRARD. **De la sclérose en plaques disséminées.** Vol. gr. in-8 de 240 pages avec 10 fig. et 1 planche. — Prix : 4 fr. 50. — Pour nos abonnés . . . . 3 fr.

BOURNEVILLE et d'OLIER. **Recherches cliniques et thérapeutiques sur l'épilepsie, l'hystérie et l'idiotie.** Compte-rendu du service des épileptiques et des enfants idiots et arriérés, de Bicêtre, pendant l'année 1880. Brochure in-8° de 74 pages. — Prix : 3 fr. — Pour nos abonnés 2 fr.

BOURNEVILLE et RÉGNARD. **Iconographie photographique de la Salpêtrière.** Cet ouvrage paraît par livraisons de 8 à 16 pages de texte et 4 photo-lithographies. Douze livraisons forment un volume. Les *trois premiers volumes* sont en vente. — Prix de la livraison : 3 fr. — Prix du volume : 30 fr. — Pour les abonnés du *Progrès médical*, prix du volume, 20 fr. — 3e volume complet : 1re livraison, nouvelle observation d'hystéro-épilepsie ; — 2e livraison, variétés des attaques hystériques ; — 3e et 4e livraisons, des régions hystérogènes ; — 5e, 6e et 7e livraisons, du sommeil des hystériques ; — 7e-12e livraisons, des attaques de sommeil : hypnotisme, somnambulisme, catalepsie, sabbat, etc. — Nous avons fait relier quelques exemplaires dont le texte et les planches sont montés sur onglets ; demi-reliure, tranche rouge, non rognés. — Prix de la reliure. 5 fr.

BOURNEVILLE et TEINTURIER. **G. V. Townley ou du diagnostic de la folie au point de vue légal.** Paris, 1865. Brochure in-8 de 16 pages. — Prix : 0 fr. 50. — Pour nos abonnés . . . . 35 ecnt.

BOURNEVILLE et TEINTURIER. **Le sabbat des sorciers.** — 1er volume de la *Bibliothèque diabolique*. Brochure in-8° de 40 pages, avec 25 figures dans le texte et une grande planche hors texte. Il a été fait de cet ouvrage un tirage de 500 exemplaires numérotés à la presse ; 300 exemplaires sur papier blanc, vélin. Nos 1 à 300. — Prix : 3 fr. — Pour nos abonnés 2 fr. 50. (Tirage dont il ne nous reste que quelques exemplaires) ; 150 exemplaires sur parchemin, Nos 301 à 450. — Prix : 4 fr. — Pour nos abonnés, 3 fr. — 50 exemplaires sur japon, Nos 451 à 500. — Prix : 6 fr. — Pour nos abonnés, 5 fr. — Nous avons fait cartonner quelques exemplaires sur papier vélin ; dos toile, plats marbrés, tranches non rognées. Prix du cartonnage . . . . 1 fr.

BOURNEVILLE. *Voir* CHARCOT.

BOYER (H. Cl. de). **Note sur un cas de méningite cérébro-spinale aiguë d'origine rhumatismale.** Brochure in-8° de 20 pages — Prix : 75 cent. — Pour nos abonnés. . . . . 50 c.

BOYER (H. Cl. DE). **De la thermométrie céphalique.** Brochure in-8° de 28 pages. — Prix, 60 cent. — Pour nos abonnés. . . . . 40 cent.

BOYER (H. Cl. DE). **Études topographiques sur les lésions corticales des hémisphères cérébraux.** Volume in-8 de 290 pages, avec 104 figures intercalées dans le texte et une planche. Paris, 1879. — Prix : 6 fr. — Pour nos abonnés. . . . . 4 fr.

BRICON (P.). **Du traitement de l'épilepsie.** (Hydrothérapie. — Arsénicaux. — Magnétisme minéral. — Sels de pilocarpine). Vol. in-8° de 262 p., avec 15 fig. dans le texte. Paris, 1882. — Prix : 5 fr. — Pour nos abonnés. . . . . 3 fr. 50

BRISSAUD (E.). Faits pour servir à l'histoire des dégénérations secondaires dans le pédoncule cérébral. Brochure in-8 de 20 pages avec 8 figures. — Prix : 75 cent. — Pour nos abonnés. . . . . 50 cent.

BRISSAUD (E.). Recherches anatomo-pathologiques et physiologiques sur la contracture permanente des hémiplégiques. Un vol. in-8 de 210 pages avec 42 figures dans le texte. — Prix : 5 fr. — Pour nos abonnés. . . . . 4 fr.

BRISSAUD. *Voir* Charcot et Fournier.

BRISSAUD (E.) et MONOD (E.) Contribution à l'étude des tumeurs congénitales de la région sacro-coccygienne. Paris, 1877, Vol in-8 de 16 pages.— Prix : 50 cent. — Pour nos abonnés. . . . . . . 35 cent.

BRODIE (B). Leçons sur les affections nerveuses locales, traduites de l'anglais par le Dr Douglas-Aigre.—Volume in-8 de 62 pages.—Prix : 1 fr. 50 ; Pour nos abonnés . . . . 1 fr.

BUDIN (P.). De la tête du fœtus au point de vue de l'obstétrique. Recherches cliniques et expérimentales. Gr. in-8 de 112 pages, avec de nombreux tableaux. 10 figures intercalées dans le texte, 36 planches noires et une planche en chromo-lithographie. — Prix : 10 fr. — Pour nos abonnés. . . . . 6 fr.

BUDIN (P.). Recherches sur l'Hymen et sur l'orifice vaginal. Volume in-8 de 40 pages avec 24 figures.—Prix : 1 fr. 50.—Pour nos abonnés, 1 fr.

BUDIN (P.). De certains cas dans lesquels la docimasie pulmonaire hydrostatique est impuissante à donner la preuve de la respiration. Brochure in-12 de 16 pages.—Prix : 40 c.—Pour nos abonnés 30 c.

BUDIN (P.). Obstétrique. (Recherches cliniques). — **Le palper abdominal. — La présentation du siège. — Le releveur de l'anus chez la femme.** Un vol. in-8° de 48 pages, avec fig. dans le texte. — Prix : 1 fr. 50. — Pour nos abonnés . . . . 1 fr.

BUDIN (P.). Recherches physiologiques et cliniques sur les accouchements. Une brochure in-8° de 36 pages. — Prix : 1 fr. 25. — Pour nos abonnés. . . . . 90 c.

CARTAZ (A.). Notes et observations sur le tétanos traumatique. Brochure in-8. —Prix : 50 cent. — Pour nos abonnés . . . . 35 cent.

CHARCOT (J.-M.). Leçons sur les maladies du système nerveux, faites à la Salpêtrière, recueillies et publiées par Bourneville. Tome I : Troubles trophiques ; — Paralysie agitante ; — Sclérose en plaques ; — Hystéro-épilepsie. Paris, 1880. 4e édition. Vol. in-8 de 428 pages avec 25 figures et 10 planches en chromo-lithographie. — Prix : 13 fr. — Pour nos abonnés . . . . 10 fr.

CHARCOT (J.-M.). Leçons sur les maladies du système nerveux, faites à la Salpêtrière, recueillies et publiées par Bourneville. Tome II : *De anomalies de l'ataxie locomotrice* ; — *De la compression lente de la moell épinière* (mal de Pott, cancer vertébral, etc.) ; — *Des amyotrophies* (paralysie infantile, paralysie spinale de l'adulte, atrophie musculaire protopathique, sclérose des cordons latéraux, etc.) ; — *Tabès dorsal spasmodique* ; — *Hémichorée post-hémiplégique* ; — *Paraplégies urinaires* ; — *Vertige de Ménière* ; — *Épilepsie partielle d'origine syphilitique* ; — *Athétose* ; — *Appendice, etc.* Paris, 1880. 3e édit. Vol. in-8° de 496 pages avec 33 figures dans le texte et 10 planches en chromo-lithographie.— Prix : 14 fr.— Pour nos abonnés. . . . . 10 fr.

CHARCOT (J.-M.). Leçons sur les localisations dans les maladies de

la moelle épinière, recueillies et publiées par E. Brissaud. Vol. in-8 de 260 pages avec 45 figures dans le texte.— Prix : 6 fr.— Pour nos abonnés. . . . . 4 fr.

CHARCOT (J.-M.). **Leçons sur les localisations dans les maladies du cerveau et de la moelle épinière**, recueillies et publiées par Bourneville et E. Brissaud. In-8 de 428 pages avec 87 figures dans le texte. — Prix : 11 fr. — Pour nos abonnés. . . . . 8 fr.

CHARCOT (J.-M.). **Leçons sur les maladies du foie, des voies biliaires et des reins**, faites à la Faculté de médecine de Paris, recueillies et publiées par Bourneville, Sevestre et Brissaud. Deuxième édition augmentée des Leçons sur les conditions pathogéniques de l'albuminurie. Un volume in-8 de 442 pages, orné de 37 figures et de 7 planches chromo-lithographiques.— Prix : 12 fr. — Pour nos abonnés. . . . . 8 fr.

CHARCOT (J.-M.). **La médecine empirique et la médecine scientifique.** Parallèle entre les anciens et les modernes.—Leçon d'ouverture d'un cours de pathologie interne professé à l'Ecole pratique de médecine pendant le semestre d'été 1867. Brochure in-8 de 24 pages. — Prix : 50 c. — Pour nos abonnés. . . . . 35 c.

CHARCOT (J.-M.). **Note sur l'état anatomique des muscles et de la moelle épinière dans un cas de paralysie pseudo-hypertrophique.** Brochure in-8 de 13 pages. — Prix : 50 c. — Pour nos abonnés. . 35 c.

CHARCOT (J.-M.). **Leçons sur les conditions pathogéniques de l'albuminurie**, recueillies par E. Brissaud. Un volume in-8° de 51 pages. Paris, 1881. — Prix : 3 fr. — Pour nos abonnés . . . . 2 fr.

CHARCOT (J.-M.). **Leçons cliniques sur les maladies des vieillards et les maladies chroniques.** Un fort volume in-8 de 310 pages avec figures dans le texte et 3 planches en chromo-lithographie.— Prix : cartonné à l'anglaise : 8 fr. — Pour nos abonnés. . . . . 7 fr.

CHARCOT (J.-M.) et BOUCHARD (Ch.). **Sur les variations de la température centrale qui s'observent dans certaines affections convulsives et sur la distinction qui doit être établie à ce point de vue entre les convulsions toniques et les convulsions cloniques.** Brochure in-8. — Prix : 60 cent. — Pour nos abonnés. . . . . 40 cent.

CHARCOT (J.-M.) et GOMBAULT. **Note sur un cas de lésions disséminées des centres nerveux observées chez une femme syphilitique.** Brochure in-8 avec planches chromo-lithog. — Prix : 1 fr. — Pour nos abonnés. . . . . 70 c.

CHARCOT (J.-M.) et GOMBAULT. **Contribution à l'étude anatomique des différentes formes de la cirrhose du foie.** Brochure in-8 de 37 pages, avec 2 pl. en chromo-lithographie. — Prix : 2 fr. — Pour nos abonnés . . . . 1 fr. 50

CHARCOT (J.-M.) et PITRES (A.). **Nouvelle contribution à l'étude des localisations motrices dans l'écorce des hémisphères du cerveau.** Brochure in-8° de 56 pages avec figures dans le texte. — Prix : 2 fr. — Pour nos abonnés. . . . . 1 fr. 35.

CHARPENTIER. *Voir* Landolt.

CHOUPPE (H.). **Recherches thérapeutiques et physiologiques sur l'ipéca.** Paris, 1873. Brochure in-8 de 40 pages. — Prix 1 fr. — Pour nos abonnés. . . . . 70 cent.

COHNHEIM (J.) **La tuberculose considérée au point de vue de la doctrine de l'infection.** Traduit de l'allemand par R. de Musgrave Clay, sur une deuxième édition considérablement modifiée. Brochure in-8 de 38 p. Paris, 1882. — Prix : 1 fr. 25. — Pour nos abonnés . . 90 c.

COMBY (J.). **De l'empyème pulsatile.** Brochure in-8 de 51 pages. Paris, 1882. — Prix : 2 fr. — Pour nos abonnés . . . . 1 fr. 35

CORNILLON (J.). **Des accidents des plaies pendant la grossesse et l'état puerpéral.** Brochure in-8° de 70 pages. — Prix : 2 fr. — Pour nos abonnés . . . . 1 fr. 35

CORNILLON (J.). **Action physiologique des alcalins dans la glycosurie.** — Prix : 60 cent. — Pour nos abonnés. . . . . 40 cent.

CORNILLON (J.). **De la contracture uréthrale dans les rétrécissements périnéens.** Brochure in-8 de 60 pages. — Prix : 1 fr. 50. — Pour nos abonnés . . . . 1 fr. 70.

CORNILLON (J.). **La folie des grandeurs.** In-8 de 60 pages. 2 fr. 50. — Pour nos abonnés. . . . . 1 fr. 70.

CORNILLON (J.). **Rapports du diabète avec l'arthritis et de la dyspepsie avec les maladies constitutionnelles.** Un vol. in-8 de 48 pages Paris, 1878. — Prix : 1 fr. 50. — Pour nos abonnés. . . . . . . 1 fr.

COTARD. **Du délire des négations.** Brochure in-8° de 28 pages. — Prix : 75 c. — Pour nos abonnés. . . . . 50 c.

COTTIN. *Voir* DUPLAY.

COULBAULT (G.). **Des lésions de la corne d'Ammon dans l'épilepsie.** Brochure in-8° de 65 pages. Paris, 1881. — Prix : 2 fr. — Pour nos abonnés . . . . 1 fr. 35

CUFFER. **Des causes qui peuvent modifier les bruits de souffle intra et extra-cardiaques, et en particulier de leurs modifications sous l'influence des changements de la position des malades. Valeur séméiologique de ces modifications.** — Prix : 1 fr. 50. — Pour nos abonnés. . . . . 1 fr

DAGONET (H.). **Inauguration des cours de l'École professionnelle d'infirmiers et d'infirmières sous la présidence de M. Floquet.** Leçon d'ouverture faite à l'asile Sainte-Anne le 9 février 1882. Brochure in-8° de 15 pages. — Prix : 50 c. — Pour nos abonnés. . . . . 35 c.

DAGONET (H.). **Des réformes à introduire dans la loi de juin 1838 et les asiles d'aliénés.** Brochure in-8° de 32 pages. Paris, 1882. — Prix : 1 fr. — Pour nos abonnés. . . . . 70 c.

DAGONET. **Une enquête à l'asile Sainte-Anne.** Brochure in-8° de 16 pages. Paris, 1881. — Prix : 50 c. — Pour nos abonnés. . . . 35 c.

DANILLO. **Recherches cliniques sur la fréquence des maladies sexuelles chez les aliénées** ; brochure in-8 de 20 pages. — Prix, 75 c. — Pour nos abonnés. . . . . 50 c.

DAREMBERG (G.). **Les méthodes de la chimie médicale.** In-8 de 19 pages. — Prix : 60 cent. — Pour nos abonnés. . . . . 40 cent.

DEBOVE (M.) **Notes sur la méningite spinale tuberculeuse, sur l'hémiplégie saturnine et l'hémianesthésie d'origine alcoolique.** Une brochure in-8° de 24 pages avec deux figures. — Prix 75 cent. — Pour nos abonnés. . . . . 50 cent.

DEBOVE (M.) **Notes sur l'emploi des aimants dans les hémianesthésies liées à une affection cérébrale ou à l'hystérie.** Brochure in-8. — Prix : 50 cent. — Pour nos abonnés. . . . . 25 cent.

DEBOVE (M.). **Contribution à l'étude des arthropathies tabétiques.** Brochure in-8° de 16 pages. Paris, 1881. — Prix : 75 c. — Pour nos abonnés . . . . 50 c.

DEBOVE (M.) et BOUDET de PARIS. **Recherches sur la pathogénie des**

tremblements. Brochure in-8° de 24 pages. Paris, 1881. — Prix : 1 fr. — Pour nos abonnés . . . . 70 c.

DEBOVE et BOUDET DE PARIS. **Recherches sur l'incoordination motrice chez les ataxiques.** Brochure in-8° de 16 pages.— Prix : 60 c.— Pour nos abonnés. 40 cent.

DEBOVE. *Voir* LIOUVILLE.

DEHENNE (A.). **Note sur une cause peu connue de l'érysipèle.** Paris. 1874. Brochure in-8.—Prix : 0 fr. 50. — Pour nos abonnés. . 35 cent.

DÉJERINE (J). **Recherches sur les lésions du système nerveux dans la paralysie ascendante aiguë.** Un volume in-8 de 66 pages. — Paris 1879.— Prix : 2 fr. — Pour nos abonnés. . . . . 1 fr. 50.

DELASIAUVE. **De la clinique à domicile et de l'enseignement qui s'y rattache, dans ses rapports avec l'Assistance publique** Paris, 1877, Brochure in-8 de 16 p.— Prix : 50 c.—Pour nos abonnés 35 cent.

DELASIAUVE. **Du double caractère des phénomènes psychiques.** Prix : 50 cent. — Pour nos abonnés . . . . 35 cent.

DELASIAUVE. **Classification des maladies mentales ayant pour double base la psychologie et la clinique.** Paris, 1877. In-8 de 24 pages. — Prix, pour nos abonnés. . . . . 50 cent.

DELASIAUVE. **Traité de l'épilepsie.** Un gros volume in-8 de 560 pages. — Prix : 8 fr. 50. — Pour nos abonnés. . . . . 2 fr. 50.

DELASIAUVE (J.). **Journal de médecine mentale,** résumant au point de vue médico-psychologique, hygiénique, thérapeutique et légal, toutes les questions relatives à la folie, aux névroses convulsives et aux défectuosités intellectuelles et morales, à l'usage des médecins praticiens, des étudiants en médecine, des jurisconsultes, des administrateurs et des personnes qui se consacrent à l'enseignement. Dix volumes (1860-1870). — Prix : 50 fr. — Pour nos abonnés. . . . . 40 fr.

DELASIAUVE. **Classification des folies.** Discussion à propos d'une prétendue monomanie religieuse. Brochure in-8° de 31 pages. Paris, 1882. — Prix : 1 fr. 25. — Pour nos abonnés. . . . . 90 c.

DELASIAUVE. **Distribution des prix à l'École des enfants idiots et épileptiques de la Salpêtrière.** (Discours). Brochure in-8° de 7 pages. — Prix : 30 c. — Pour nos abonnés . . . . 20 c.

DRANSART (H.-N). **Contribution à l'anatomie et à la physiologie pathologiques des tumeurs urineuses et des abcès urineux.** Brochure in-8 de 32 pages avec 1 figure.— Prix : 70 cent.— Pour nos abonnés. . . . . 40 cent.

DU BASTY. **De la piqûre des hyménoptères porte-aiguillon.** Gr. in-8 de 48 pages.— Prix 1 fr. 25. — Pour nos abonnés . . . . 85 cent.

DUBRISAY (J.). **De la réorganisation des services d'accouchements dans les hôpitaux et chez les sages-femmes agréées.** Brochure in-8° de 28 pages. — Prix : 75 c. — Pour nos abonnés. . . . . 50 c.

DUGUET et VEIL. **Lymphadénome de la rate** étendu au diaphragme, à la plèvre, aux poumons et aux ganglions lymphatiques, sans leucémie Pleurésie cloisonnée. Cachexie. Brochure in-8° de 16 pages. — Prix, 60 cent.— Pour nos abonnés. . . . . 40 cent.

DUPLAY (S.). **Conférences de clinique chirurgicale,** faites aux hôpitaux de Saint-Louis et Saint-Antoine, recueillies et publiées par Duret et Marot, internes des hôpitaux. — In-8 de 180 pages. Prix : 3 fr. 50. — Pour nos abonnés. . . . . 2 fr. 50

DUPLAY (S.) **Conférences de clinique chirurgicale,** faites à l'hôpital

Saint-Louis, recueillies et publiées par E. Golay et Cottin. In-8 de 150 pages. — Prix : 3 fr. — Pour nos abonnés . . . . 2 fr.

DUPLAY (P.) et DURET (H.). **Leçons sur les périarthrites coxo-fémorales.** Maladies des bourses séreuses péri-trochantériennes et du grand trochanter simulant la coxalgie. Brochure in-8° de 18 pages. — Prix : 60 c. — Pour nos abonnés. . . . . 40 c.

DUPUY (L.-E.). **Des injections sous-cutanées d'éther sulfurique.** De leur application au traitement du choléra dans la période algide. Brochure in-8° de 50 pages. — Prix : 1 fr. 50. — Pour nos abonnés 1 fr.

DUPUY (L.-E.). **Etude sur quelques lésions du mésentère dans les hernies.** Broch. in-8 de 16 p.— Prix : 50 cent. — Pour nos abonnés 35 c.

DURAND-FARDEL (M.) **Considérations sur le caractère nosologique qu'il convient d'attribuer au rhumatisme articulaire aigu ou fièvre arthritique.** Brochure in-8 de 20 pages. — Prix : 0 fr. 75. — Pour nos abonnés . . . . 50 c.

DURET (H.). **Des contre-indications à l'anesthésie chirurgicale.** Un vol. in-8 de 280 pages.— Prix : 5 fr.— Pour nos abonnés. . . . 4 fr.

DURET (H.) **Études expérimentales et cliniques sur les traumatismes cérébraux.** Un volume in-8° de 330 pages, orné de 18 planches doubles en chromo-lithographie et lithographie, et de 39 figures sur bois intercalées dans le texte. Paris, 1878. Prix : 15 fr. — Pour nos abonnés. 10 fr.

DURET (H.). **Étude générale de la localisation dans les centres nerveux,** suivie d'une **Étude critique sur les recherches de physiologie des localisations en Allemagne.** Vol. in-8° de 236 pages.— Prix : 3 fr. — Pour nos abonnés. . . . . 2 fr.

DURET (H.). **Sur la Synovite fibrineuse et ses rapports avec la tumeur blanche.** Brochure in-8 avec deux planches.— Prix : 1 fr.— Pour nos abonnés. . . . . 75 cent.

DURET (H.). *Voir* DUPLAY. FERRIER.

DUVAL (Mathias). **La corne d'Ammon.** (Morphologie et embryologie.) Brochure in-8° de 51 pages, avec 4 planches. Paris, 1882.— Prix : 2 fr. 50. — Pour nos abonnés. . . . . 1 fr. 70

ERLITZKY (A.). **De la structure du tronc du nerf auditif.** Brochure in-8° de 20 pages avec une planche en chromo-lithographie. Paris, 1881. — Prix : 1 fr. 50. — Pour nos abonnés . . . . 1 fr.

FÉRÉ (Ch.). **Du cancer de la vessie.** Un volume in-8° de 144 pages. — Prix : 3 fr. — Pour nos abonnés . . . . 2 fr.

FÉRÉ (Ch.) **Contribution à l'étude des troubles fonctionnels de la vision par lésions cérébrales.** (Amblyopie croisée et Hémianopsie). Un vol. in-8° de 241 pages. Paris, 1882. — Prix 3 fr. 50. — Pour nos abonnés . . . . 2 fr. 50.

FÉRÉ (Ch.). **Notes pour servir à l'histoire de l'hystéro-épilepsie** (De l'amblyopie croisée et de l'hémianopsie d'origine cérébrale). Brochure in-8° de 54 pages avec fig. dans le texte. Paris, 1882. — Prix : 2 fr. — Pour nos abonnés. . . . . 1 fr. 35

FÉRÉ (Ch.). **Etude expérimentale et clinique sur quelques fractures du bassin.** Brochure in-8 de 36 pages. — Prix : 1 fr. 25 — Pour nos abonnés . . . . 1 fr.

FÉRÉ (Ch.). **Fractures par torsion de la partie inférieure du corps du fémur.** Brochure in-8° de 8 pages avec 2 figures.— Prix : 30 cent. — Pour nos abonnés. . . . . 20 cent.

FÉRÉ. (Ch.). **Note pour servir à l'histoire des luxations et des fractures du sternum.** Brochure in-8. de 16 pages. — Prix : 0 fr. 60. — Pour nos abonnés . . . . 40 cent.

FÉRÉ (Ch.) et QUERMONNE (L.). **Contribution à l'histoire des phénomènes simulés ou provoqués chez les hystériques.** (Craquements articulaires et synoviaux). Brochure in-8° de 7 pages. Paris, 1882. — Prix : 40 c. — Pour nos abonnés . . . . 30 c.

FÉRÉ. *Voir* GUYON.

FERRIER. **Recherches expérimentales sur la physiologie et la pathologie cérébrales.** Traduction avec l'autorisation de l'auteur, par H. DURET. In-8 de 74 p. avec 11 fig. dans le texte. — Prix : 2 fr. — Pour nos abonnés . . . . 1 fr. 35.

FOURNIER. (A.) **De la pseudo-paralysie générale d'origine syphilitique.** Leçons recueillies par E. Brissaud. Paris, 1878. In-8 de 24 pages. — Prix : 1 fr. — Pour nos abonnés . . . . 65 cent.

GIRALDÈS (J.-A.) **Recherches sur les kystes muqueux du sinus maxillaire.** Prix : 1 fr. 50. — Pour nos abonnés . . . . 1 fr.

GIRALDÈS (J.-A.) **Etudes anatomiques ou recherches sur l'organisation de l'œil considéré chez l'homme et chez quelques animaux.** Paris, 1866. In-4 de 83 pages avec 7 planches. — Prix : 3 fr. 50. — Pour nos abonnés . . . . 2 fr. 50

GIRALDÈS (J.-A.) **Des luxations de la mâchoire.** In-4 de 50 pages avec 2 planches. — Prix : 2 fr. — Pour nos abonnés . . . . 1 fr. 35

GIRALDÈS (J.-A.) **De l'anatomie appliquée aux beaux-arts.** Cours professé à l'Athénée des Beaux-Arts. Compte rendu par Mlle Lina Jaunez, Paris 1856. In-8 de 8 pages. — Prix : . . . . 50 cent.

GIRALDÈS (J.-A.) **Plan général d'un cours d'anatomie appliqué aux beaux-arts.** Paris 1857. In-8 de 8 pages. — Prix : . . . . 50 cent.

GIRALDÈS (J.-A.) **Recherches anatomiques sur le corps innominé.** Paris 1861. In-8 de 12 pages avec 5 planches. — Prix : 1 fr. 50. — Pour nos abonnés . . . . 1 fr.

GIRALDÈS (J.-A.) **De la fève de Calabar.** Note présentée au Congrès médico-chirurgical de France tenu à Rouen le 30 septembre 1863. Paris, 1864, Brochure in-8 de 8 pages avec figures. — Prix . . . . 50 cent.

GIRALDÈS (J.-A.) **Note sur les tumeurs dermoïdes du crâne.** Paris, 1866. In-8 de 7 pages. Prix . . . . 40 cent.

GOLAY (E.) **Des abcès douloureux des os.** Un volume in-8 de 162 pages. —Paris, 1879. — Prix : 3 fr. 50. — Pour nos abonnés . . . . 2 fr. 50

GOLAY. *Voir* DUPLAY.

GOMBAULT (A.). **Contribution à l'étude anatomique de la névrite parenchymateuse subaiguë ou chronique.** (Névrite segmentaire périaxile). Brochure in-8° de 46 pages, avec 2 pl. chromo-lithographiques. Paris, 1880. — Prix : 2 fr. — Pour nos abonnés. . . . . 1 fr. 35

GOMBAULT. **Etude sur la sclérose latérale amyotrophique.** Prix : 2 fr. — Pour nos abonnés . . . . 1 fr. 35

GOMBAULT. *Voir* CHARCOT.

GUÉRARD. *Voir* BOURNEVILLE.

GUÉRIN. (A.). **Du pansement ouaté.** Résultats obtenus à l'Hôtel-Dieu pendant l'année 1876. Brochure de 24 pages. — Prix : 0 fr. 75. — Pour nos abonnés . . . . 50 cent.

GUYON (F.) et **FÉRÉ** (Ch.). **Note sur l'atrophie musculaire consécutive à quelques traumatismes de la hanche.** Brochure in-8° de 14 pages. Paris, 1881. — Prix : 50 c. — Pour nos abonnés. . . . . 35 c.

HADDEN. **Du myxœdème.** Une petite plaquette in-8 de 16 pages. — Prix : 0 fr. 60. — Pour nos abonnés . . . . 40 cent.

HAYEM (G.). **Leçons cliniques sur les manifestations cardiaques de la fièvre typhoïde,** recueillies par Boudet de Pâris. In-8 de 88 pages avec 5 figures. — Prix : 2 fr. 50. — Pour les abonnés. . . . . . . 1 fr. 70

HÉRAUD. (A.). **Etude diagnostique sur deux cas de syphilome bucco-lingual.** Un vol. in-8 de 34 pages. — Prix : 1 fr. 50. — Pour nos abonnés. . . . . 1 fr.

HILLAIRET. **Leçons sur les maladies de la peau.** Brochure in-8 de 31 pages. — Prix : 1 fr. — Pour nos abonnés. . . . . 70 c.

HUBLÉ (M.). **Recherches cliniques et thérapeutiques sur l'Epilepsie.** Un vol. in-8° de 190 pages. Paris, 1881. — Prix : 3 fr. 50. — Pour nos abonnés. . . . . 2 fr. 50

HUCHARD (H.). **Caractère, mœurs et état mental des hystériques.** Brochure in-8° de 39 pages. — Prix : 1 fr. 25. — Pour nos abonnés 90 c.

JOSIAS (A.). **De la fièvre typhoïde chez les personnes âgées.** Vol. in-8° de 65 pages, avec trois courbes de température. — Prix : 2 fr. — Pour nos abonnés. . . . . 1 fr. 35

KELSCH (A.). **Les affections du foie en Algérie et les Variations de l'urée.** Brochure in-8° de 32 pages. — Prix : 1 fr. — Pour nos abonnés 75 c.

KELSCH (A.) **Note pour servir à l'histoire de l'endocardite ulcéreuse.** Brochure in-8 — Prix : 0 fr. 50. — Pour nos abonnés. . . 35 cent.

KELSCH et **WANNEBROUCQ.** **Note sur deux cas de sarcome du péritoine et du tissu cellulaire rétro-péritonéal.** Brochure in-8° de 11 p. — Prix : 50 c. — Pour nos abonnés . . . . 35 c.

KELSCH et **WANNEBROUCQ.** **Contribution à l'histoire des localisations cérébrales.** Brochure in-8° de 18 pages. — Prix : 50 c. — Pour nos abonnés. . . . . 35 c.

LANDOLT (E.). **Leçons sur le diagnostic des maladies des yeux,** faites à l'École pratique de la Faculté de médecine de Paris pendant le semestre d'été de 1875, recueillies par CHARPENTIER. Paris 1877. Vol in-8 de 204 pages. — Prix : 6 fr. — Pour nos abonnés. . . . . 4 fr.

LANDOUZY (L.). **De la déviation conjuguée des yeux et de la rotation de la tête par excitation ou paralysie des 6e et 11e paires, leur valeur en séméiotique encéphalique, leur importance au point de vue anatomique et physiologique, à propos d'une observation d'épilepsie hémiplégique débutant par les yeux et la tête** (Déviation et rotation conjuguées convulsives). Un volume in-8° avec une planche. — Prix : 2 fr. 50. — Pour nos abonnés . . . . 1 fr. 50.

LANDOUZY (L.). **Trois observations de rage humaine.** Réflexions. Brochure in-8 de 16 pages. — Prix : 50 cent. — Pour les abonnés. . 35 cent.

LAVERAN (A.). **Un cas de myélite aiguë.** 1876. In-8 de 13 p. . . 30 cent.

LAVERAN (A). **Tuberculose aiguë des synoviales** . . . . 50 cent.

LELOIR. (H). **Contribution à l'étude du rhumatisme blennorrhagique.** Brochure grand in-8 de 24 pages. — Prix : 0 fr. 75. — Pour nos abonnés. . . . . 50 cent.

LELOIR (H.). **Recherches cliniques et anatomo-pathologiques sur les**

affections cutanées d'origine nerveuse. 1 vol. in-8° de 220 pages, avec 4 planches en chromo-lithographie et plusieurs figures intercalées dans le texte. — Prix : 5 fr. — Pour nos abonnés . . . . 3 fr. 50

LEROY (A.). **De l'état de mal épileptique.** Un volume in-8 de 92 pages. — Prix : 2 fr. — Pour nos abonnés. . . . . 1 fr. 25

LIOUVILLE (H.). **Contribution à l'étude de la paralysie générale progressive des aliénés.** In-8, 50 cent. — Pour nos abonnés. . . . 35 cent.

LIOUVILLE et DEBOVE. **Note sur un cas de mutisme hystérique, suivi de guérison.** Paris, 1876. In-8 . . . . 30 cent.

LIOUVILLE. *Voir* BÉHIER.

LOEWENBERG (H.). **Le furoncle de l'oreille et la furonculose.** Brochure in-8° de 47 pages. Paris, 1881. — Prix: 1 fr. 50. — Pour nos abonnés. . . . . 1 fr.

LONGUET (F.-E.-M.). **De l'influence des maladies du foie sur la marche des traumatismes.** Vol. in-8 de 124 pages. — Prix : 4 fr. — Pour nos abonnés . . . . 2 fr.

MAGNAN. **De la coexistence de plusieurs délires de nature différente chez le même aliéné.** Brochure in-8 de 20 pages.—Prix : 0. 75. — Pour nos abonnés . . . . 50 cent.

MAGNAN. **Leçons sur l'Épilepsie,** faites à l'Asile Sainte Anne, en 1881-1882, recueillies par Marcel BRIAND. Un volume in-8 de 84 pages. — Prix : 3 fr. — Pour nos abonnés. . . . . 2 fr.

Manuel de la garde-malade et de l'infirmière, publié sous la direction du Dr Bourneville, par MM. Blondeau, de Boyer, Ed. Brissaud, H. Duret, G. Maunoury, Monod, Poirier, P. Regnard, Sevestre et P. Yvon, rédacteurs du *Progrès médical*. — Ouvrage formant trois volumes in-16. — 1er volume : *Anatomie et Physiologie*, 180 pages, 8 figures. Prix : 2 fr. — 2e volume : *Pansements*, 316 pages, 60 gravures. Prix : 3 fr. 50. — 3e volume. *Administration des Médicaments*, 160 pages. Prix : 2 fr. — Pour nos abonnés, l'ouvrage complet, broché, prix . . . . 5 fr.

Nous avons fait faire un élégant cartonnage anglais pour chacun des trois volumes du Manuel. — Prix par volume 75 c., l'ouvrage complet. . 2 fr.

MARCANO (G.). **Des ulcères des jambes entretenus par une affection du cœur.** Brochure in-8. — Prix : 1 fr. 25. — Pour nos abonnés. 85 cent.

MARCANO (G.). **De l'étranglement herniaire par les anneaux de l'épiploon.** Paris, 1872. In-8 de 8 pages. — Prix. . . . . 30 cent.

MARCANO (G.). **De la psoïte traumatique,** Vol. in-8 de 160 pages. — Prix : 3 f. — Pour nos abonnés. . . . . 2 f.

MARCANO (G.). **Notes pour servir à l'histoire des kystes de la rate.** — Prix: 60 cent. — Pour nos abonnés . . . . 40 cent.

MAROT. *Voir* DUPLAY.

MARSAT (A.). **Des usages thérapeutiques du nitrite d'amyle.** In-8 de 48 pages. — Prix : 1 fr. 25. — Pour nos abonnés. . . . . . . 85 cent.

MAUNOURY (G.) **Les hôpitaux-baraques et les pansements antiseptiques en Allemagne.** Paris, 1877, in-8 de 20 pages. — Prix : 1 fr. — Pour nos abonnés. . . . . 70 cent.

MAURIAC (Ch.) et VIGOUROUX (R.). **Étude sur les paralysies pseudo-syphilitiques et sur leur traitement par les æsthésiogènes.** Brochure in-8° de 31 pages. — Prix : 75 c. — Pour nos abonnés . . 50 c.

MAYOR. **Note sur un monstre du genre janiceps.** Brochure in-8° de 40 pages. Paris, 1882. — Prix : 1 fr. 25. — Pour nos abonnés. . . . . 90 c.

MIERZEJEWSKI. Contribution à l'étude des localisations cérébrales. (Observation de porencéphalie fausse double.) Brochure in-8° de 35 pages avec 3 fig. dans le texte et 5 planches en chromo-lithographie. — Prix : 3 fr. — Pour nos abonnés. . . . . 2 fr.

MIOT (C.) De la myringodectomie ou perforation artificielle du tympan. In-8 de 169 pages avec 16 figures intercalées dans le texte. — Prix : 3 fr. 50, — Pour nos abonnés. . . . . 2 fr. 50

MIOT (C.) De la Ténotomie du muscle tenseur du tympan. Volume in-8 de 56 pages orné de 11 figures intercalées dans le texte. Paris, 1878. — Prix: 1 fr. 50. — Pour nos abonnés . . . . 1 fr.

MIOT (C.) et BARATOUX (J.). Considérations anatomiques et physiologiques sur la trompe d'Eustache. Brochure in-8 de 26 pages. — Prix : 1 fr. 25. — Pour nos abonnés . . . . 90 c.

MONOD (E.) Étude clinique sur les indications de l'uréthrotomie externe. Un volume de 168 pages, avec un tableau. — Prix : 3 fr. 50. — Pour nos abonnés. . . . . 2 fr. 50

MONOD. *Voir* BRISSAUD.

MORLOT (E.) Sur une forme grave de l'épilepsie. Brochure in-8 de 45 pages. Paris, 1881. — Prix : 1 fr. 50. — Pour nos abonnés . . 1 fr.

ONIMUS. Des applications chirurgicales de l'électricité. Leçons recueillies par Bonnefoy. In-8 de 16 pages avec figures. — Prix : 0 fr. 60 c. Pour nos abonnés. . . . . 40 cent.

ORY (E.) Maladies de la peau. Notes de thérapeutique recueillies aux cliniques dermatologiques de M. le professeur Hardy, à l'hôpital Saint-Louis. Paris, 1877, in-8 de 40 pages. — Prix : 1 fr. — Pour nos abonnés . . . . 70 cent.

OULMONT (P.) Etude clinique sur l'athétose. Paris, 1878. Vol. in-8 de 116 pages avec figures. — Prix : 3 francs. — Pour nos abonnés. . . 2 fr.

PARROT. Clinique des maladies de l'enfance. Leçon inaugurale. Brochure in-8 de 20 pages. — Prix : 0 fr. 75. — Pour nos abonnés. 50 cent.

PARROT. Cours d'histoire de la médecine. Leçon d'ouverture du 21 novembre 1876. Paris, 1877. Brochure in-8 de 20 pages. — Prix : 60 c. — Pour nos abonnés . . . . 40 cent.

PATHAULT (L.) Des propriétés physiologiques du Bromure de Camphre et de ses usages thérapeutiques. Brochure in-8 de 48 pages. — Prix : 1 fr. 50. — Pour nos abonnés. . . . . 1 fr.

PELTIER (G.) De la triméthylamine et de son usage dans le traitement du rhumatisme articulaire aigu. In-8 compacte de 34 pages. — Prix : 60 cent. — Pour nos abonnés. . . . . 40 cent.

PHILBERT (E.). De la cure de l'obésité aux eaux de Brides-les-Bains (Savoie). Brochure in-8 de 16 pages. — Prix : 0 fr. 60. — Pour nos abonnés. . . . . 40 cent.

PICARD (H.). La vallée de Davos. Brochure in-8° de 19 pages. Paris, 1882. — Prix : 60 c. — Pour nos abonnés . . . . 40 c.

PITRES (A.). — Note sur l'état des forces chez les hémiplégiques. Brochure in-8° de 18 pages. Paris, 1882. — Prix : 60 c. — Pour nos abonnés. . . . . 40 c.

PITRES. *Voir* CHARCOT.

POINSOT (G.). Contribution à l'histoire clinique des tumeurs du testicule. Brochure in-8 de 28 pages. Prix : 1 fr. — Pour nos abonnés. . . . . 70 cent.

QUEMONNE. *Voir* FÉRÉ.

QUESTIONNAIRE pour le 1er examen de doctorat. — Recueil de séries d'examens subis récemment à la Faculté de médecine de Paris, indiquant : 1° La composition du jury pour chaque série ; — 2° La préparation anatomique de chaque candidat ; — 3° Les questions orales auxquelles le candidat a dû répondre ensuite ; — 4° Enfin le résultat de l'examen dans chaque série ; suivi de questions sur les accouchements, recueillies au cinquième examen de doctorat et aux examens de sage-femme. Paris, 1876. In-16 de 91 pages. — Prix : 1 fr. — Pour nos abonnés . . . . . 70 cent.

RANVIER (L.). **Leçons d'anatomie générale sur le système musculaire**, recueillies par J. RENAUT. Un fort vol. orné de 99 fig. intercalées dans le texte. — Prix : 12 fr. — Pour nos abonnés . . . . 8 fr.

RANVIER (L.). **Leçon d'ouverture du cours d'anatomie générale au Collège de France.** Paris, 1876. In-8 de 16 pages. — Prix : 0 fr. 60. — Pour nos abonnés . . . . 40 cent.

RAYMOND (F.). **Etude anatomique, physiologique et clinique sur l'hémichorée, l'hémianesthésie et les tremblements symptomatiques.** Vol. in-8 de 140 pages avec figures dans le texte et 3 planches. — Prix : 3 fr. 50 — Pour nos abonnés . . . . 2 fr. 50.

RAYMOND. **De la puerpéralité.** Volume in-8° de 258 pages. Paris, 1880. — Prix : 5 fr. — Pour nos abonnés . . . . 4 fr.

RECLUS (P.). **De l'épithélioma térébrant du maxillaire supérieur.** Paris, 1876. In-8 de 4 pages. — Prix. . . . . 20 cent.

RECLUS (P.). **Les hyperostoses consécutives aux ulcères rebelles de la jambe.** Brochure in-8 de 24 pages. — Prix : 0 fr. 75. — Pour nos abonnés. . . . . 50 cent.

RECLUS. (P.) **Des mesures propres à ménager le sang pendant les opérations chirurgicales.** Un vol in-8 de 144 pages. — Prix : 3 fr. 50. — Pour nos abonnés. . . . . 2 fr. 50

RECLUS (P.). **Des ophthalmies sympathiques.** Un fort volume in-8 de 210 pages. — Prix : 5 fr. — Pour nos abonnés. . . . . 4 fr.

RECLUS (P.). **Du tubercule du testicule et de l'orchite tuberculeuse.** Vol. in-8 de 212 pages avec 5 planches en chromo-lithographie. — Prix : 5 fr. — Pour nos abonnés. . . . . 4 fr.

RECLUS (P.). **La fontaine d'Ahusquy,** brochure in-8 de 30 pages. — Prix. 1 fr. — Pour nos abonnés. . . . . 70 cent.

REGNARD (P.). **Recherches expérimentales sur les variations pathologiques des combustions respiratoires.** Un fort volume in-8 de 394 pages, enrichi de 100 gravures dans le texte. — Paris, 1879. — Prix : 10 fr. — Pour nos abonnés. . . . . 7 fr.

REGNARD. *Voir* BOURNEVILLE.

RENAUT (J.). **Note sur la structure des glandes à mucus du duodénum (glandes de Brunner).** Brochure in-8 de 8 pages. — Prix 40 c. — Pour nos abonnés. . . . . 30 cent.

RENAUT, *Voir* RANVIER.

RIBEMONT (A.). **Recherches sur l'insufflation des nouveau-nés et description d'un nouveau tube laryngien.** Un volume in-8 de 40 pages et 8 planches. — Paris, 1878. — Prix : 3 fr. 50. — Pour nos abonnés . . . . 2 fr. 50.

RICHER (P.). **Feuilles d'autopsie pour l'étude des localisations cérébrales.** — Hospice de la Salpêtrière. — Service de M. le professeur CHARCOT. (Deuxième édition). — Grand placard de 8 pages, avec 20 fig. — Paris, 1881. — Prix : 75 c. — Pour nos abonnés . . . . 60 c.

RIDEL SAILLARD (G.). **De la cachexie pachydermique** (myxœdème des auteurs anglais). In-8° de 74 pages avec deux figures photographiques hors texte, Paris, 1881. — Prix : 2 fr. — Pour nos abonnés. . . . 1 fr. 35

ROQUE (L.). **Des dégénérescences héréditaires produites par l'intoxication saturnine lente.** Brochure in-32 de 15 pages. — Prix : 50 c. — Pour nos abonnés. . . . . 35 c.

ROSAPELLY (Ch. L.) Recherches théoriques et expérimentales **sur les causes et le mécanisme de la circulation du foie.** Un volume in-8 de 76 pages orné de 24 figures. — Prix : 3 fr. — Pour nos abonnés. . . . . 2 fr.

ROUX (G.-L.). **Traitement de l'épilepsie et de la manie, par le bromure d'éthyle.** Brochure in-8° de 54 pages. Paris, 1882.— Prix : 2 fr.— Pour nos abonnés. . . . . 1 fr. 35.

SADRAIN (G.). **Étude sur le traitement des attaques d'hystérie et des accès d'épilepsie.** Brochure in-8° de 55 pages. — Prix : 1 fr. 75.— Pour nos abonnés. . . . . 1 fr. 20

SAINT-GERMAIN (de). **De la trachéotomie.** Brochure in-8° de 31 pages. Paris, 1882. — Prix : 1 fr. — Pour nos abonnés. . . . . 70 c.

SEGLAS. **De l'influence des maladies intercurrentes sur la marche de l'épilepsie.** Un vol. in-8° de 60 pages. Paris, 1881. — Prix : 2 fr. — Pour nos abonnés. . . . . 1 fr. 35

SEGOND (P.). **Note sur une observation de kyste hydatique** développé dans l'épaisseur du muscle grand pectoral. Brochure de 8 pages. — Prix : 0 fr. 40. — Pour nos abonnés. . . . . 30 cent.

SEGOND. (P.). **Recherches cliniques et expérimentales sur les épanchements sanguins du genou par entorse.** Volume in-8 de 85 pages. — Prix : 2 fr. — Pour nos abonnés . . . . 1 fr. 50

SEGUIN (E. C.). **Medical mathematism.** Brochure in-8° de 18 pages. — Prix : 60 cent. — Pour nos abonnés . . . . 40 cent.

SEGUIN (E.-C). **Registre memento** d'observations, pour conserver toutes les observations faites au lit du malade. Paris, 1878. — Prix, 60 cent.

SEVESTRE. *Voir* CHARCOT.

SIGERSON. **Note sur la paralysie vaso-motrice généralisée des membres supérieurs.** Brochure in-8 de 19 pages. — Prix : 60 c. — Pour nos abonnés. . . . . 40 c.

SIMON (J.). **Conférences cliniques et thérapeutiques sur les maladies des enfants** (2e édition). Un beau volume in-8° de 340 pages. — Prix : 8 fr. — Pour nos abonnés, ... 6 fr.

SINÉTY (de). **Des inflammations qui se développent au voisinage de l'utérus** considérées surtout dans leurs formes bénignes. Brochure in-8° de 16 pages. — Prix : 50 c. — Pour nos abonnés . . . . . . 35 c.

STRAUS (F.). **Des ecchymoses tabétiques à la suite des crises de douleurs fulgurantes.** Brochure in-8° de 31 pages. Paris, 1881. — Prix : 1 fr. — Pour nos abonnés . . . . 70 c.

STRAUS. *Voir* BÉHIER.

TABOUET. (L.) **Etude sur le traitement des abcès sous-périostiques aigus de l'adolescence.** Un vol. in-8 de 44 pages. — Prix : 1 fr. 50. — Pour nos abonnés . . . . 1 fr.

TARNIER. **De l'influence du régime lacté dans l'albuminurie des femmes enceintes et de son indication.** — Prix. . . . . . 50 cent.

TAUBER (A.). **De l'amputation ostéoplastique de la jambe.** Brochure in-8° de 28 pages. — Prix : 75 cent. — Pour nos abonnés . . . . . 50 c.

TEINTURIER (E.). **Les Skoptzy,** étude médico-légale sur une secte religieuse russe dont les adeptes pratiquent la castration. — Un joli volume in-12 orné de gravures représentant les différents modes de castration employés par ces fanatiques. — Prix : 1 fr. 50. — Pour nos abonnés. . . . 1 fr.

TEINTURIER. *Voir* BOURNEVILLE.

THAON (L.). **Recherches cliniques et anatomo-pathologiques sur la tuberculose.** Grand in-8 de 112 pages, avec 2 planches en chromo-lithographie. — Prix : 4 fr. 50. — Pour nos abonnés . . . . 3 fr.

THAON (L.). **Clinique climatologique des maladies chroniques.** — 1er fascicule : *phtisie pulmonaire.* Un volume grand in-8 de 164 pages, avec 2 planches de tracés de température. Paris, 1877. — Prix : 4 fr. — Pour nos abonnés . . . . 2 fr. 75

TERRILLON. **Contribution à l'étude des gommes syphilitiques du testicule.** Brochure in-8 de 8 pages. — Prix : 0 fr. 40. — Pour nos abonnés . . . . 30 cent.

TERRILLON. **Des troubles de la menstruation après les lésions chirurgicales ou traumatiques.** Brochure in-8 de 22 pages, 60 cent. — Pour nos abonnés. . . . . 40 cent.

TERRILLON. **Excroissances polypeuses de l'urèthre symptomatiques de la tuberculisation des organes urinaires chez la femme.** Brochure in-8 de 24 pages. — Prix : 0 fr. 75. — Pour nos abonnés. 50 cent.

TERRILLON. **Mémoire sur la rupture traumatique des parties internes du cœur avec ou sans lésions correspondantes des parois.** Brochure in-8 de 16 pages. — Prix : 0 fr. 60. — Pour nos abonnés. 40 c.

TROISIER (E.). **Note sur un cas d'encéphalopathie syphilitique précoce.** Brochure in-8 de 8 pages. — Prix : 0 fr. 40. — Pour nos abonnés. . . . . 30 cent.

TURNER (E.). **Histoire de la circulation du sang par Flourens. — André Césalpin.** Brochure in-8 de 16 pages. — Prix : 0 fr. 75. — Pour nos abonnés. . . . . 40 cent.

TURNER (E.). **Remarques au sujet de la lecture faite à l'Académie par M. Chéreau le 15 juillet 1879.** Brochure in-8 de 16 pages. — Prix : 60 c. — Pour nos abonnés . . . . 40 cent.

VIDAL. **Du pityriasis,** leçon recueillie et rédigée par de BEURMANN. In-8 de 20 pages. — Prix : 0 fr. 75. — Pour nos abonnés . . . . . 50 cent.

VIGOUROUX (R.). **Métalloscopie, métallothérapie, æsthésiogènes.** Brochure in-8° de 72 pages. Paris, 1882. — Prix : 3 fr. — Pour nos abonnés . . . . 2 fr.

VIGOUROUX. *Voir* MAURIAC.

VILLARD (F.). **De l'aphasie ou perte de la parole et de la localisation du langage articulé,** par le Dr BATMAN, traduit de l'anglais par F. Villard. Un volume in-8 de 128 pages. Paris, 1870. Prix : 2 fr. — Pour nos abonnés. . . . . 1 fr. 25.

VILLARD (F.). **Notice hygiénique et médicale sur l'Attique.** Brochure in-8 de 30 pages. — Prix : 1 fr. — Pour nos abonnés. . . . . 70 cent.

WANNEBROUCQ. *Voir* KELSCH.

PARIS. — IMP. V. GOUPY ET JOURDAN, RUE DE RENNES, 71.

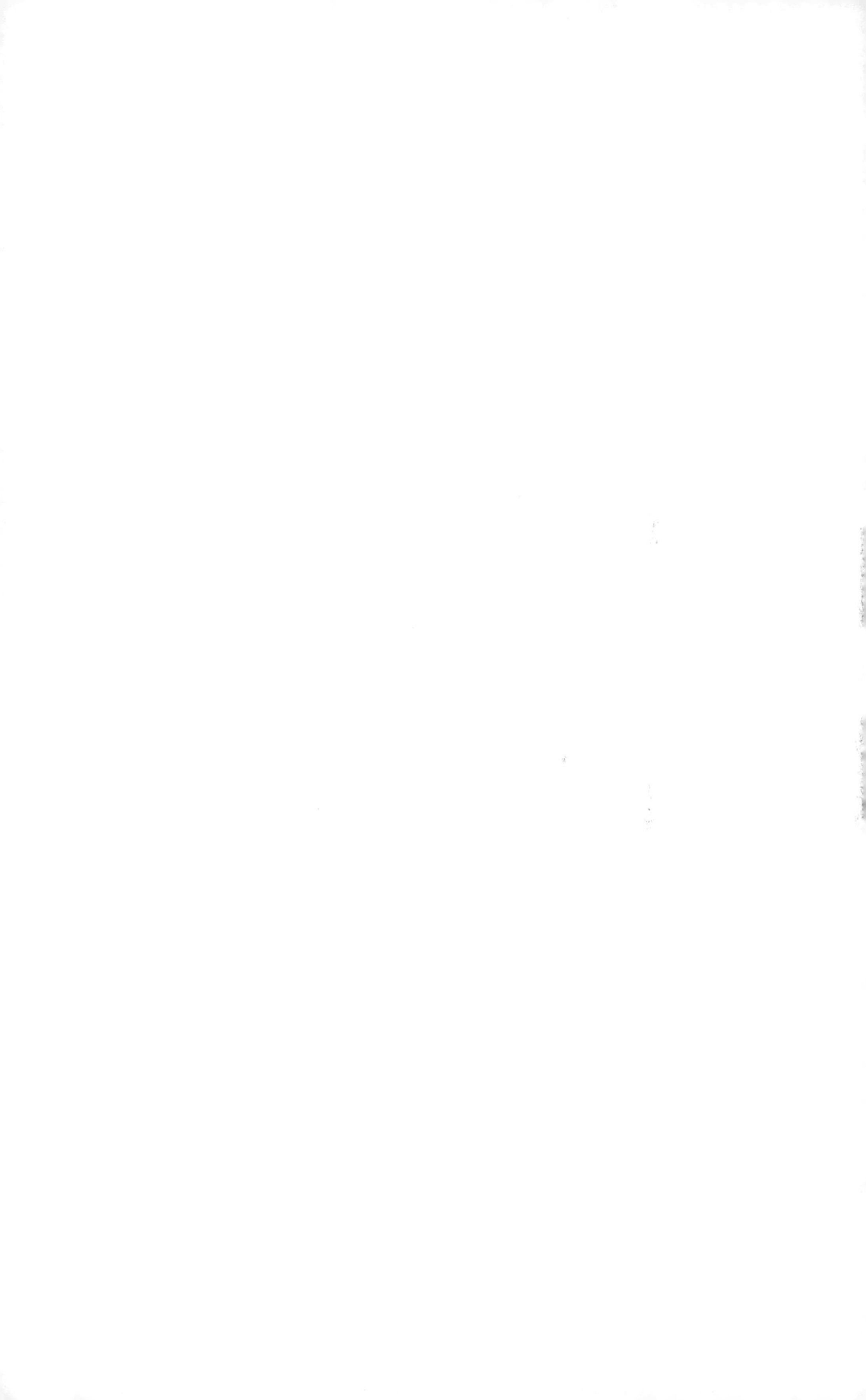

www.ingramcontent.com/pod-product-compliance
Ingram Content Group UK Ltd.
Pitfield, Milton Keynes, MK11 3LW, UK
UKHW020406230726
13925UKWH00003B/1285

9 782013 628211